叩问疾病解密健康科普丛书

河南省医学会组织编写

丛书主编 刘章锁 王 伟

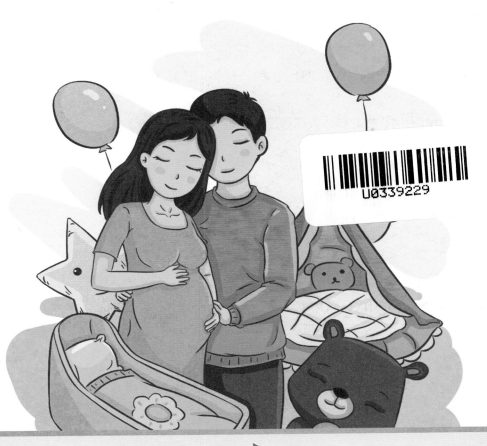

妇产科大事小情

本册主编 郭瑞霞

郑州大学出版社

图书在版编目 (CIP) 数据

妇产科大事小情 / 郭瑞霞主编 . — 郑州 : 郑州大学出版社 , 2021.4
（叩问疾病　解密健康科普丛书 / 刘章锁 , 王伟主编）
ISBN 978-7-5645-7727-8

Ⅰ . ①妇… Ⅱ . ①郭… Ⅲ . ①妇产科病—诊疗 Ⅳ . ① R71

中国版本图书馆 CIP 数据核字 (2021) 第 038947 号

妇产科大事小情

FUCHANKE DASHIXIAOQING

策划编辑	韩　晔　李龙传	封面设计	张　庆
责任编辑	陈文静	版式设计	叶　紫
责任校对	薛　晗	责任监制	凌　青　李瑞卿

出版发行	郑州大学出版社有限公司	地　　址	郑州市大学路 40 号 (450052)
出版人	孙保营	网　　址	http:// www. zzup. cn
经　销	全国新华书店	发行电话	0371-66966070
印　刷	新乡市豫北印务有限公司		
开　本	710 mm × 1 010 mm　1 / 16		
印　张	11.5	字　　数	195 千字
版　次	2021 年 4 月第 1 版	印　　次	2021 年 4 月第 1 次印刷

| 书　号 | ISBN 978-7-5645-7727-8 | 定　　价 | 39.00 元 |

本书如有印装质量问题 , 请与本社联系调换。

编写委员会

叩问疾病 解密健康科普丛书

名誉主编　　阚全程

主　　编　　刘章锁　王 伟

编　　委（以姓氏首字笔画为序）

于建斌　王广科　刘宏建　刘章锁

孙同文　李修岭　谷元廷　宋永平

张凤妍　张守民　张国俊　张祥生

张瑞玲　陈小兵　郑鹏远　赵洛沙

秦贵军　高 丽　郭瑞霞　黄改荣

曹选平　董建增　滕军放

秘　　书　　刘东伟　潘少康

办公室

主　　任　　王　伟

副 主 任　　崔长征　胡建平

牵头单位　　河南省医学会

河南省医学会医学科学

普及分会第四届委员会

编写委员会

妇产科大事小情

名誉主编 朱兰

主　　编 郭瑞霞

副 主 编 赵先兰　王　瑜　张冬雅

编　　委（以姓氏拼音排列）

陈雁南（郑州大学第三附属医院）

郭瑞霞（郑州大学第一附属医院）

李元昆（郑州大学第二附属医院）

王　瑜（河南省人民医院）

吴　杰（郑州大学第一附属医院）

徐一鸣（郑州大学第三附属医院）

赵先兰（郑州大学第一附属医院）

张冬雅（郑州大学第一附属医院）

张明川（河南省肿瘤医院）

张　庆（郑州大学第二附属医院）

编写秘书

张冬雅（郑州大学第一附属医院）

吴　杰（郑州大学第一附属医院）

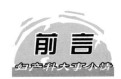

前言

　　随着近代妇产科诊疗技术的不断发展，妇女同胞的健康水平得到了大幅度提升。医学的迅猛发展使得很多疾病从病因到治疗都取得了里程碑式进展。早发现、早治疗的理念已深入人心。妇产科疾病有其特殊性，患者都是女性同胞，很多疾病在生理性和病理性之间转换。女性更加关注自己的健康，也会更主动地求医问药，包括月经问题、生育问题、避孕知识、日常保健、宫颈癌疫苗、防癌筛查等，可以说，妇产科和千千万万的家庭有联系，和妇女一生的各个阶段有关，和日常生活紧密相连。所以，如何解决女性健康问题是一个大难题，如果处理不好，就会带来沉重的思想负担，影响家庭和谐，影响生活和学习。

　　现代信息化社会，网络发达，女性关注自身健康，往往会通过搜索获取相关知识，在门诊工作中就非常常见，往往是搜索了网络相关问答后来就诊。如上所述，很多疾病生理与病理相连，患者并不能正确区分，往往因严重的后果恐慌，甚至吓得不敢就医，耽误诊疗。又或者，盲目听从身边女性朋友的劝解，而错误地认为都是那样，不碍事的，从而酿成不可挽回的不良结局。还有，被各种虚假广告左右，造成心理负担和经济损失。

　　本书正是鉴于市场需求，想把一些常见的疾病深入浅出地告诉读者，让大家有个初步的判断，从而做出正确的选择，起码能区分出有问题和没问题，或者及时就诊，客观公正地诊治，提高生活质量。

本书的主编郭瑞霞主任，是妇产科主任、教授、博士生导师，从事妇产科临床 20 余年，有着丰富的临床和教学科研经验，尤其在妇产科科普领域有热情，娓娓道来。

本书的编者都是临床医生，平时工作繁忙，完全利用休息时间进行创作。因为时间仓促，工作量大，书中难免有疏漏和不足之处，真诚希望专家们不吝赐教，也希望广大读者批评指正。

编者

2021 年 2 月

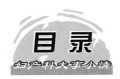

目录

妇产科大事小情

妇 科

产　科

（十九）妊娠合并感染性疾病

（二十）产褥期并发症

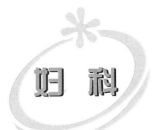

妇 科

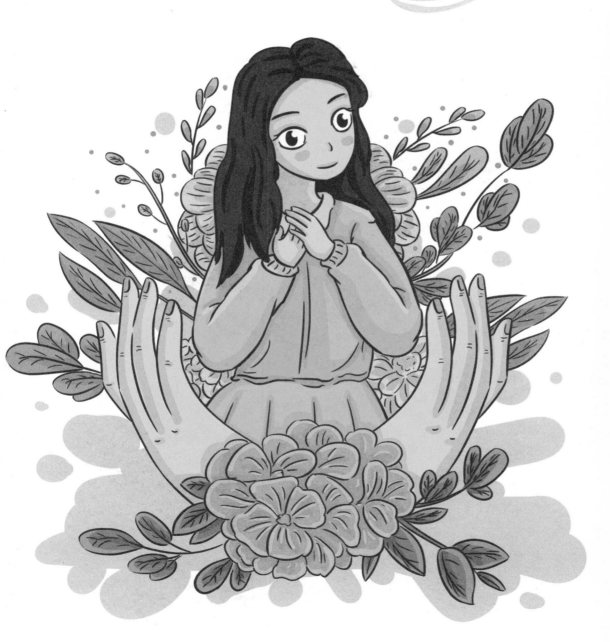

（一）
外阴及阴道炎症

1. 外阴白斑是外阴白癜风吗？

外阴白斑和外阴白癜风不同，两者均属于外阴上皮非瘤样病变。外阴上皮非瘤样病变包括外阴鳞状上皮增生、外阴硬化性苔藓和其他皮肤病。

由于外阴鳞状上皮增生和外阴硬化性苔藓多有外阴皮肤和黏膜的色素减退，临床上也称外阴白色病变，80%以上的患者都会出现不同程度的外阴皮肤变白或花白，我们俗称其为外阴白斑。外阴白斑的病因不明确，目前认为外阴局部皮肤长期处于潮湿状态和阴道排出物的刺激及一些病理、生理因素可能与其发病有关，多见于绝经后女性，也可发生在生育年龄女性及幼女。

外阴瘙痒是此病的主要症状，患者

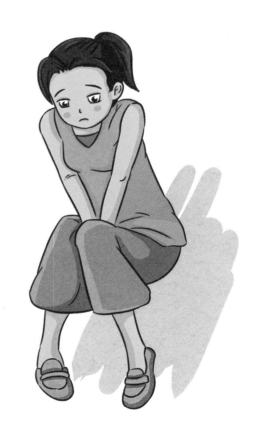

多难忍受外阴瘙痒而搔抓，严重者坐卧不安，影响睡眠。由于搔抓时局部刺激较大的神经纤维，可抑制瘙痒神经纤维反射，患者瘙痒可暂时得到缓解，但搔抓又可导致皮肤进一步的损伤，从而触发新的瘙痒反应，以致瘙痒更加剧烈，最后形成恶性循环。外阴的病损范围不一，主要累及大阴唇、阴唇间沟、阴蒂包皮、阴唇后联合等处，常呈对称性。外阴鳞状上皮增生患者早期皮肤暗红或粉红，加重后呈白色病变，晚期可有局部皮肤粗糙增厚、苔藓样变等，严重者有抓痕、皲裂、溃疡。外阴硬化性苔藓除了有外阴病损区瘙痒，还有外阴烧灼感，瘙痒程度较轻。早期皮肤发红肿胀，出现小丘疹，外阴萎缩、皮肤发白，晚期出现阴道口挛缩狭窄。

外阴白斑如不及时治疗，随着病程变长，只会越来越严重。该病刚开始患者只有瘙痒的症状，此时治疗为最佳时期，很多女性不在意，以为只是普通的妇科疾病，只用清洗液洗外阴（外阴清洁选用 pH 值为 4 弱酸配方的女性护理液更适合），没有从发病根源入手治疗。外阴白斑的治疗方法包括药物治疗和手术治疗，激素治疗是常见的外阴白斑的治疗方法，常用的有糖皮质激素软膏或霜剂，也可局部应用雄激素和孕激素，多数治疗有效，停药后易复发，需反复治疗并警惕其癌变。

白癜风是一种后天性皮肤色素缺乏症，可发生于全身任何部位的皮肤上，故外阴部皮肤也可发生白癜风，而且还是好发部位之一。外阴白癜风是黑色素细胞被破坏所引起的疾病，病因不明，可能与自身免疫有关，该病多有家族遗传性。多发生于大阴唇或小阴唇上，如发生于大阴唇上部，该处的阴毛也变为白色。其特点是外阴大小不等、形态不一、单发或多发的白色斑片区，边界十分清楚，且周围皮肤色素加深。外阴白癜风除色素脱失外，无痛、痒等不适的感觉，知觉及分泌功能均正常。

外阴白癜风与外阴白斑完全是两种不同性质的疾病。前者一般病变区皮肤光滑润泽，弹性正常，没有什么不适感觉，也没有发展为其他疾病的可能，除伴发皮炎应按炎症处理外，通常无须治疗，除外阴外，身体其他部位也可伴有白癜风，所以一般较容易识别。后者有一定的恶变率，多应积极治疗。

2. 外阴上皮非瘤样病变是外阴癌吗？可以治愈吗？

生活中，有些女性被医生诊断为外阴上皮非瘤样病变，主观上认为自己得了外阴癌，在这个"谈癌色变"的年代，对这两个疾病概念的错误认识，给很多人造成了很大的心理负担和困扰！接下来，就这两种疾病的相关知识给大家梳理一下。

1987年国际外阴疾病研究学会将外阴皮肤疾病分为三大类：①皮肤和黏膜上皮非瘤样病变；②上皮内瘤变，其中有鳞状上皮内瘤变和非鳞状上皮内瘤变。③浸润癌（外阴癌）。

外阴上皮非瘤样病变，是一组女性外阴皮肤和黏膜组织发生色素改变和变性的常见慢性病变。这类病变过去被归类于外阴营养不良。其中包括鳞状上皮增生、外阴硬化性苔藓和其他皮肤病（包括外阴硬化性苔藓合并鳞状上皮增生、外阴白癜风、继发性外阴色素减退性疾病、白塞综合征）。由于鳞状上皮增生和外阴硬化性苔藓多有外阴皮肤和黏膜的色素减退，临床上也称外阴白色病变。

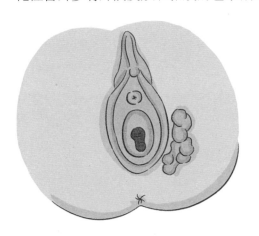

外阴鳞状上皮增生，是以外阴瘙痒为主要症状的鳞状上皮细胞良性增生为主的外阴疾病，是最常见的外阴上皮非瘤样病变。多见于50岁左右的妇女，恶变率2%～5%。病因不明，可能与外阴局部潮湿、阴道排出物或外来刺激物刺激出现外阴瘙痒而反复搔抓有关。确诊靠组织学检查。治疗方法同前。

外阴硬化性苔藓是一种以外阴及肛周皮肤萎缩变薄、色素减退呈白色病变为主要病理特征的疾病。外阴瘙痒及烧灼感是主要症状，确诊靠组织学检查，治疗方法同前。病因不清，可能与以下因素有关：①自身免疫性疾病；②性激素缺乏，如睾酮不足；③基因遗传性疾病；④局部组织自由基作用。可发生于任何年龄，但以绝经后妇女最多见，其次为幼女。

外阴硬化性苔藓合并鳞状上皮增生指两种病变同时存在，约占外阴上皮非瘤样病变的 20%。因其常合并不典型增生，应特别重视病理检查。确诊需要多点活检取样组织学检查。主要症状表现为外阴瘙痒、烧灼感及性交痛，主要体征为外阴皮肤萎缩、变薄伴有局部隆起等。治疗以局部药物治疗为主。

除外阴硬化性苔藓合并鳞状上皮增生外，其他外阴皮肤病均少见，多无有效的治疗方法，一般不发生恶变。

外阴癌相对少见，占女性生殖道恶性肿瘤 3%～5%，90% 为鳞状细胞癌，另外还有恶性黑色素瘤、腺癌、基底细胞癌、疣状癌、肉瘤及其他罕见的外阴恶性肿瘤。外阴鳞状细胞癌主要发生于绝经后妇女，发病与以下因素相关：①与 HPV（HPV16、HPV18、HPV31 型）感染和吸烟相关，由外阴上皮内瘤变发展而来，多发生于年轻妇女；②与慢性非瘤性皮肤黏膜病变相关，如外阴鳞状上皮增生和硬化性苔藓。确诊依靠组织学检查，治疗以手术为主，辅以放化疗。

外阴上皮非瘤样病变有一定的恶变率，但并不是都发展为外阴癌。多数治疗有效，停药后易复发，需反复治疗。

3. 外阴瘙痒有哪些原因？

外阴瘙痒是妇科疾病中很常见的症状之一，外阴血管、神经丰富，是特别敏感的部位，妇科多种疾病及刺激均可引起外阴瘙痒不适，症状重者可使人坐卧不安，异常难受又难以启齿，影响患者正常睡眠、工作及生活。瘙痒部位多位于阴阜、阴蒂、小阴唇，也可波及大阴唇、肛周，有些会伴随外阴红肿、皮损及疼痛。外阴瘙痒不管症状轻重，均应引起重视，避免更严重疾病的漏诊。

病因主要有以下几个方面：

（1）急慢性局部炎症刺激：如外阴炎、阴道炎及宫颈炎异常分泌物的刺激。

外阴及阴道炎是妇科最常见的疾病，各年龄组均可发病，两者可单独存在，也可同时存在。阴道微生态犹如生态系统一样，各因素相互依赖、相互制约，生态平衡才是健康的，一旦打破平衡则会引起多种疾病。常见的外阴、阴道炎症有非特异性外阴炎、前庭大腺炎、细菌性阴道病、外阴阴道念珠菌病（俗称霉菌性阴道炎）、滴虫阴道炎、萎缩性阴道炎等。

急性宫颈炎的常见病原体有淋病奈瑟球菌、沙眼衣原体、支原体等，慢性宫颈炎可由急性宫颈炎迁延而来或病原体持续感染所致。

（2）外界刺激：如经期外阴卫生状况不良、紧身非棉质内衣、劣质不透气卫生巾等。因此建议女性朋友要注意保持外阴清洁，尤其是经期卫生，若无不适，可用温水清洗外阴，若非医师指导应用，尽量避免自行阴道灌洗破坏阴道微生态系统；内裤尽量以宽松、棉质、浅色为宜，增加透气性，勤换洗并单独清洗，尽量晾在通风、阳光充裕的地方，注意分泌物颜色，一旦有异常建议尽早就医；同样卫生巾也以棉质、透气、质量过关的商品为宜。

（3）外阴寄生虫病，如阴虱、蛲虫、疥螨等：阴虱病是由寄生在人体阴毛和肛门周围体毛上的阴虱叮咬附近皮肤而引起瘙痒的一种皮肤接触性传染性寄生

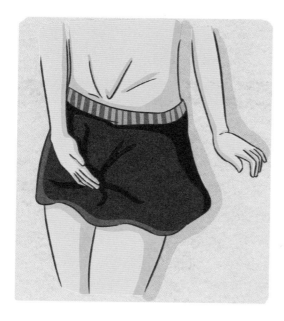

虫病，多发于青壮年女性。蛲虫病是以引起肛门、会阴部瘙痒为特点的一种肠道寄生虫病，人是蛲虫的唯一宿主，世界各地均有流行，国内儿童感染率高，主要以粪－口途径传播为主。疥螨引起的疥疮亦可引起剧烈瘙痒。

（4）外阴皮肤病或其他外阴疾病：如外阴慢性单纯性苔藓、外阴硬化性苔藓及其他外阴色素减退性皮肤疾病等，其他全身性皮肤病如银屑病波及外阴者也可致奇痒症状。

（5）全身疾病的外阴局部症状：常见的有糖尿病、维生素缺乏等。

糖尿病患者糖尿刺激外阴部容易引起外阴炎，同时糖尿中的糖分作为微生物的养分，也易引起霉菌感染、繁殖。甚至有些患者无糖尿病典型症状，以反复发作的霉菌性阴道炎首诊，筛查出糖尿病。

此外维生素缺乏，尤其是 B 族维生素及维生素 C 缺乏亦可引起外阴炎症反复发作，因此需要注意均衡营养。

　　综上所述，无论是哪种原因导致的外阴瘙痒，均应引起重视，去除病因为根本，从良好的自我卫生习惯做起，一旦有异常及时就医，愿每一位女性朋友都能告别尴尬的"痒"。

4. 小女孩的外阴处总是"红屁股"，内裤脏脏的，怎么治疗呢？

很多人以为只有成年女性才会得妇科病，其实在妇科门诊，经常有家长带着不同年龄段的小女孩咨询和治疗"红屁股"现象。由于瘙痒等不适，有些孩子喜欢抓挠外阴处皮肤，甚至出现破皮和感染的情况。

婴幼儿阴道炎，好发于 3～8 岁，夏季多见，病程 1～6 个月，有时会 1～2 年甚至更长。患儿常常表现为阴道分泌物多呈脓性，大量分泌物刺激引起外阴发红痒痛，患儿哭闹、烦躁不安，抓挠外阴。部分患儿出现尿频、尿急、尿痛的现象，检查时可见外阴阴道口皮肤黏膜潮红充血，有时可见脓性分泌物自阴道口流出，常常有异味。病变严重时，外阴表面可出现溃疡，小阴唇发生粘连，粘连的小阴唇有时遮盖阴道口及尿道口，粘连的上下方各有一裂隙，尿自裂隙排出，排尿时尿流变细、分道或尿不成线。检查时还应该注意阴道有无异物及肿瘤。由于儿童心智不成熟，不会或者不愿意跟家人沟通，发病比较隐匿，导致病程长或疾病反复，治疗比较棘手。

这些现象主要跟蛲虫病、阴道病原菌感染、卫生习惯不良、阴道放置异物及衣服质地等有关。

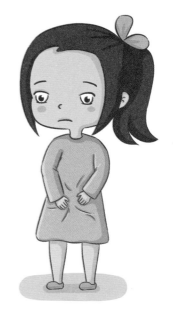

蛲虫病在儿童时期感染率比较高，蛲虫感染后会出现肛门周围、会阴部夜间瘙痒等，可影响孩子的睡眠，甚至出现半夜醒来尖叫、烦躁不安、无法安睡的情况。有的孩子由于瘙痒会抓破肛周，肛周皮肤出现脱落、充血等。还有的孩子出现食欲减退、恶心、怪食癖等，因此家长们一定要警惕儿童感染蛲虫的疾病，判断方法就是夜间孩子睡着后 1～2 小时，家长检查孩子肛门，寻找扭动的白线一样的蛲虫。发现蛲虫感染，可在咨询医生后给予驱虫治疗。同时，一定不要给孩子穿开裆裤，防止手接触肛门，勤洗手，每天早上用肥皂水清洗肛周，开水浸泡或蒸煮内衣内裤，并在阳光下直晒。

幼女的内外生殖器尚未发育成熟，雌激素缺乏，阴道黏膜薄且无皱襞，细胞内糖原缺乏，阴道酸度低，乳酸杆菌为非优势菌，自然防御能力低下，因此容易受到各种病原体及外来物的刺激和侵袭，继而发生感染。针对病原体选择口服相应的抗生素，或将抗生素滴入阴道，小阴唇粘连者，应根据情况外涂雌激素软膏或者抗生素软膏。

有些家长给大便后的孩子擦肛门时，污染阴道及尿道口，引起细菌感染。出现这种情况，及时行尿常规检查。正确的方法应该是由前至后擦拭肛门，预防感染。教育孩子饭前便后勤洗手、平时勤剪指甲、不吃手等，帮助孩子养成讲究卫生的好习惯。给孩子穿棉质衣服，避免面料过硬、化纤等质地的衣物，减少对外阴的摩擦。

总之，幼女出现外阴瘙痒、"红屁股"等不适，应仔细查找原因，及时就诊尽早治疗，减少对孩子身心健康的影响。

5. 怀孕期患阴道炎能用药治疗吗？

女性朋友准备怀孕前体检时应该检查是否有阴道炎症，若得了阴道炎治疗后再怀孕最好，这是因为非孕期用药范围广，治疗效果远远好于孕期。怀孕期间阴道分泌物增加，阴道的酸碱度改变，加上天气热出汗多，很容易得阴道炎。孕妇得阴道炎后，不仅自己遭受痛苦，胎儿也会受到影响，病菌会使孕妇孕期胎膜早破、早产及产褥感染等，新生儿经产道分娩时容易被感染，治疗不当后果严重。

根据孕妇所患阴道炎的不同类型选用合适的外用药，如制霉菌素栓、保妇康栓等。

孕期合并阴道炎最常见的类型是外阴阴道假丝酵母菌病，也叫外阴阴道念珠菌病，由念珠菌感染阴道引起。30% 孕妇的阴道分泌物中可培养出念珠菌。多数孕妇无症状，部分孕妇有阴道分泌物增多、外阴瘙痒伴疼痛和红肿，容易胎膜早破、早产及产褥感染等，新生儿经产道分娩时容易被感染，出生后出现"鹅口疮"，

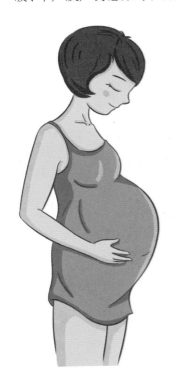

治疗不当会造成严重后果。妊娠合并外阴阴道念珠菌病以局部治疗为主，以 7 日疗法效果为佳，可给予阴道放置制霉菌素栓剂或克霉栓剂，禁用口服唑类药物。此病可通过性生活相互感染，丈夫感染念珠菌，夫妻应同时进行治疗。

患细菌性阴道病时，阴道内乳酸杆菌减少，大量其他微生物繁殖，阴道菌群发生变化。孕妇患有细菌性阴道病，可以引起妊娠不良结局，如绒毛膜羊膜囊炎、胎膜早破、早产等。对合并细菌性阴道病的孕妇应进行及时治疗，其益处是减少阴道感染的症状和体征，减少细菌性阴道病相关感染的并发症。对既往有早产史的高危早产孕妇，无症状线索细胞阳性（BV 阳性），进行筛查及治疗能否改善早产结局尚无定论，但是任何有症状的细菌性阴道

病的孕妇均需筛查及治疗，用药方案为：甲硝唑 400 毫克，口服，每日 2 次，连用 7 日；或克林霉素 300 毫克，口服，每日 2 次，连用 7 日。妊娠合并 BV 需要随访治疗效果。

妊娠期滴虫阴道炎，可导致胎膜早破、早产及低出生体重儿，治疗有症状的妊娠期滴虫阴道炎可以减轻症状，减少传播，防止新生儿呼吸道和生殖道感染。治疗方案可选甲硝唑 2 克，顿服；或甲硝唑 400 毫克，每日 2 次，连服 7 日，但是甲硝唑能否改善滴虫阴道炎的产科并发症尚无定论。

因此，孕妇发现有外阴瘙痒或阴道分泌物异常时，一定要到正规医院进行检查，确诊阴道炎后，一定要在医生指导下慎重用药，应尽量选择对胎儿无害或者影响比较小的药物，不能滥用抗生素或激素类药物，以防药物导致胎儿畸形，同时治疗要彻底，症状消失再停药。特别注意的是治疗期间绝对避免性生活。

孕期阴道炎应以预防为主。孕期一定要注意个人卫生，勤换内裤，用清水清洗外阴，不要用洗液冲洗阴道，这样只会破坏阴道的菌群平衡，内裤最好穿纯棉的，一日一换。若感染阴道炎，应将清洗后的内裤用开水烫洗后暴晒，或用衣物消毒液浸泡并晒干。只有孕妇健康得到保障，才能有一个健康的宝宝！

6. 每天都清洗私处，白带还是有异味，为什么越注意私处卫生越感觉不舒服呢？

日常生活中，很多年轻的女孩儿很讨厌私处有异味，她们总觉得"洗洗更健康"，对于私处护理更是天天洗，甚至一天洗多次。但是往往事与愿违，很多女生天天清洗外阴阴道，反而阴道瘙痒加重，分泌物也不正常。阴道不是洗得越多越彻底越好，而是要小心越洗越脏，为什么会这样说呢？

女性阴道是女性的生殖器官，也是排出月经和娩出胎儿的通道。正常情况下，阴道分泌物白带的分泌让阴道处于温暖湿润的状态，但分泌物清亮透明、无味，不引起外阴刺激症状。女性阴道是一个复杂的微生态体系，由阴道的解剖结构、微生态菌群、局部免疫及机体的内分泌调节功能共同组成。

正常情况下，阴道里是有许多微生物聚居的，数量高达50多种，形成阴道正常微生物群，但由于阴道与这些微生物之间形成生态平衡，并不致病。其中，乳酸杆菌、雌激素及阴道 pH 值起重要作用，阴道正常的酸性环境 pH 值 <4.5，多在 3.8～4.4，

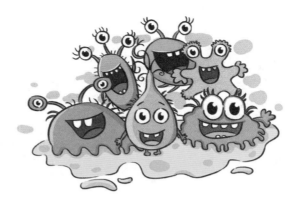

可以很好地抑制其他病原体的生长。生理情况下，雌激素使阴道上皮增生变厚，并增加细胞内糖原含量，上皮细胞分解后，糖原变为单糖，阴道乳酸杆菌将单糖转化为乳酸，维持阴道正常的酸性环境，抑制其他病原体生长称为阴道自净作用。正常情况下阴道微生态群中乳酸杆菌为优势菌，乳酸杆菌是阴道健康的捍卫者，能够抑制致病微生物生长，刺激免疫系统，维持阴道微生态平衡及 pH 值，使阴道处于酸性环境。

阴道生态平衡一旦被打破，或外源病原体侵入，就会导致炎症发生。外阴及阴道炎是妇科最常见的疾病，各年龄组均可发病。外阴及阴道炎，可单独存在，可同时存在。一些我们认为健康的行为，却在无形中打破了这份平衡。月经、年龄及雌激素水平是影响阴道微生态的一个内源性因素。外阴阴道与尿道、肛门毗邻，局部潮湿，易受污染，宫腔操作、性生活频繁、经期卫生用品等都会影响阴道菌群的构成，是影响阴道微生态的外源性因素。若体内雌激素降低或阴道 pH 值升高，如性生活频繁、阴道灌洗、阴道用药等均可使阴道 pH 值升高，不利于乳酸杆菌生长。此外，长期应用抗生素抑制乳酸杆菌生长或机体免疫力低下，均可使其他条件致病菌成为优势菌，优势菌引发炎症。

只有阴道微生态处于平衡状态，才有利于我们的健康，所以正常情况下，并不是阴道冲洗越频繁就越干净，我们要做的就是尽量保持阴道内微生态平衡，才是保障女性私处健康的关键。

7. 得了阴道炎还能同房吗？老公需不需要治疗呢？

阴道炎是指阴道黏膜及黏膜下结缔组织发生的一种炎症性疾病，是妇科常见病和多发病，可发生于各个年龄阶段的女性，几乎所有的成年女性都有过阴道炎的体验。因此，很多时候大家就会有疑问，阴道炎发病率这么高，得了阴道炎会不会传染给老公？还能同房吗？老公需不需要治疗呢？

常见的妇科阴道炎症有细菌性阴道病、真菌性阴道炎、滴虫阴道炎等。它们的共同特点是阴道分泌物增多、外阴瘙痒。但因病原体不同，症状及治疗方法也不同。

真菌性阴道炎又叫外阴阴道假丝酵母菌病、外阴阴道念珠菌病，病原体为念珠菌，主要症状为外阴瘙痒、灼痛，部分有豆腐渣样白带增多。服用大剂量的抗生素或患糖尿病的女性可能会增加阴道念珠菌感染的机会。少部分患者可通过性交直接传染，极少通过接触感染的衣物传染。霉菌性阴道炎的治疗是根据患者情况选用局部或全身抗真菌药物。局部治疗常用药物有咪康唑栓剂、克霉唑栓剂、制霉菌素栓剂，全身用药主要是口服氟康唑。另外还应注意，糖尿病患者积极控制血糖，及时停用广谱抗生素、雌激素及皮质醇类激素，治疗期间避免性生活，勤换内衣裤，洗涤用具均应用开水烫洗。无须对性伴侣进行常规治疗。约 15% 的男性与女性患者接触后患有龟头炎，对有症状的男性应进行念珠菌检查及治疗，预防女性重复感染。

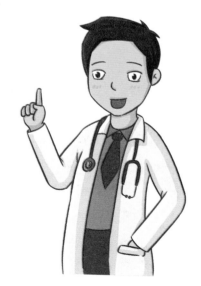

细菌性阴道病是由阴道内乳酸杆菌减少、加德纳菌及厌氧菌等增加所致的内源性混合感染，主要特点为鱼腥臭味、稀薄阴道分泌物增加。细菌性阴道病的治疗原则为选用抗厌氧菌药物，主要有甲硝唑、替硝唑、克霉菌素。性接触、大量服用抗生素、过度"讲究卫生"都会引起细菌阴道炎，女方有症状者至少有 10% 的男方有感染，因此在治疗期间禁止性生活。本病虽与有多个性伴侣有关，但对性伴侣给予治疗并未改善治疗效果，即降低其复发，因此，性伴侣无须常规治疗。

滴虫阴道炎是由阴道毛滴虫引起的常见阴道炎症，也是常见的性传播疾病，主要症状为外阴瘙痒、白带增多、白带为淡黄色泡沫状，严重时白带可混有血液并有灼热感、性交痛，伴有尿道感染时可有尿频、尿痛甚至血尿。治疗采用口服抗滴虫药物甲硝唑或阴道放置药物。滴虫阴道炎通过性交传播或间接接触传播，如浴池、游泳池、衣物及污染的器械等，男性感染滴虫后常无症状，成为感染源，所以性伴侣应同时进行治疗。治疗期间避免性生活、性伴侣治愈前应避免无保护性交，注意个人卫生。滴虫阴道炎患者再感染率很高，对患有滴虫阴道炎的性活跃女性，在最初感染 3 个月后重新进行筛查。为避免重复感染，内裤、毛巾应煮沸 5 ~ 10 分钟，以消灭病原体。因滴虫阴道炎可合并其他性传播疾病，应注意有无其他性传播疾病。

总之，女性患上阴道炎应及时到医院就诊治疗，查找阴道炎的病原体及时对症处理，规范用药。用药期间尽量避免性生活，性伴侣有需要也要及时治疗。这样，广大女性朋友们才会有更好的"性福生活"。

8. 如何治疗和预防老年性阴道炎？

经常有一些绝经后的妇女门诊就诊时抱怨："我都绝经了，也没有啥白带，怎么阴道炎症老是不好呢？"其实，老年性阴道炎发病率高达 30% ~ 50%，会对老年女性的心理和生理产生不良作用，影响老年女性的生活质量。因此，了解并正确认识老年性阴道炎有着重要意义。

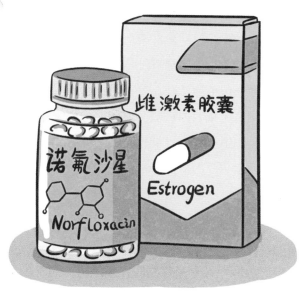

老年性阴道炎通常指萎缩性阴道炎，为雌激素水平降低、局部抵抗力下降引起的以需氧菌感染为主的炎症。在正常女性绝经后，作为女性主要分泌雌激素的卵巢开始萎缩，功能也开始衰退，雌激素水平降低。体内除了心血管系统、泌尿系统、骨骼系统受影响外，阴道壁也会发生一系列变化，主要表现为阴道壁萎缩，黏膜变薄，阴道上皮内糖原减少，阴道内 pH 值升高，乳酸杆菌不再为优势菌，这些变化的结果是减弱了阴道的自然防御功能。局部抵抗力降低，致病菌容易入侵繁殖，引起炎症。另外，卵巢功能早衰、手术及盆腔放疗后、长期哺乳及接受某些药物治疗等女性也可引起本病发生。

患了萎缩性阴道炎就会容易出现外阴灼热不适、瘙痒及阴道分泌物增多，小腹下坠不适等。阴道分泌物稀薄，呈淡黄色，感染严重者呈脓血性白带，由于阴道黏膜萎缩，可伴有性交痛。感染还可侵犯尿道而出现尿频、尿急、尿痛等泌尿系统的刺激症状，有时会出现小便失禁。妇科检查时见阴道黏膜呈萎缩性改变，皱襞消失，上皮菲薄平滑，阴道黏膜充血，有散在小出血点或点状出血斑，严重时可造成阴道壁狭窄粘连或闭锁。

老年人也可患由多种念珠菌、滴虫及淋球菌等感染引起的阴道炎，但发生率相对较低。真菌性阴道炎主要发生在患糖尿病的绝经妇女中，白带呈豆腐渣或凝乳状，白带检查可诊断。滴虫阴道炎症状与萎缩性阴道炎症状相似，因老年人阴道 pH 值升高，不利于滴虫生长，所以老年妇女的滴虫阴道炎比较少见。应借助白带涂片找到毛滴虫来鉴别。因性病的蔓延，绝经后妇女也可患淋病性阴道炎，让医生取宫颈分泌物涂片检查可帮助诊断。另外，阴道壁肉芽组织或溃疡须与阴

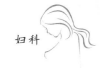

道癌鉴别，需要到医院行局部组织活检病理检查。

那么，患了萎缩性阴道炎又该如何治疗和预防呢？

第一，补充雌激素增加阴道抵抗力，雌激素制剂可局部用药也可全身给药，但是要记住，对于子宫内膜癌患者和乳腺癌患者禁止应用雌激素。第二，抗生素抑制细菌生长，阴道局部应用抗生素如诺氟沙星，也可选用中药如保妇康栓治疗，对阴道干涩者应用润滑油。

对于老年性阴道炎的预防，有以下几点建议：第一，避免经常用碱性洗液及药物清洗私密处，减少阴道菌群失衡的机会。第二，尽量穿舒适透气的棉质内衣内裤，保持内衣清洁卫生。第三，注意性生活卫生，性生活时可使用润滑剂，减少阴道摩擦损伤。第四，定期体检，发现问题及时治疗。

总之，绝经后女性要想拥有一个快乐舒适的老年生活，做好老年性阴道炎的治疗和预防十分重要。

李元昆

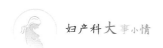

（二）

子宫颈炎症

1. "宫颈糜烂"到底是不是病，容易得宫颈癌吗？

临床工作中，妇科医生会遇到很多女性患者情绪非常紧张地告诉医生："大夫，我得了宫颈糜烂，怎么办呀？是不是很严重的疾病，我会不会得宫颈癌呀？"下面我将从宫颈的基本结构和发病原因等方面揭开"宫颈糜烂"这个所谓妇科疾病的神秘面纱。

首先，我们应该了解子宫分为子宫体和子宫颈两部分。子宫颈有两种不同类型的细胞，靠近阴道内的是鳞状上皮细胞，而靠近子宫方向的是柱状上皮细胞。正常情况下两组细胞处在一个动态的平衡状态，两者交接的区域在医学上被命名为"鳞柱交界区"，是宫颈癌好发部位。青春期来月经后，柱状上皮受雌激素的影响，更多地朝外侧发展，因此就有更多的类似"糜烂"一样的柱状上皮在宫颈口出现，在妇科检查时被发现，由此可见，宫颈柱状上皮外翻属正常生理现象。在育龄妇女中，大约有 1/3 可能存在"宫颈糜烂"。

过去的医学教科书上，还有宫颈糜烂的所谓分度诊断，称之为轻度、中度和重度，认为范围的大小是炎症程度的轻重，面积小于 1/3 是轻度，1/3 ~ 2/3 是中度，超过 2/3 是重度，如果理解我前面所提到的所谓的"宫颈糜烂"的真正机制，就很好理解了，这个其实就是受雌激素影响后柱状上皮外翻的程度不同，都是正

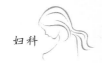

常的生理现象。2008年，本科生的第7版《妇产科学》教材取消"宫颈糜烂"病名，以"宫颈柱状上皮异位"生理现象取代，说到底，所谓宫颈糜烂，实际上是过去对宫颈的一种正常表现的错误认识，是无须治疗的。有些人可能会有接触性出血的表现，但只是宫颈的个体差异。

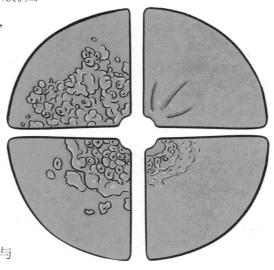

有人发生宫颈慢性炎症后，很害怕转变为宫颈癌，这种担忧不是没有根据的。虽然"宫颈糜烂"与宫颈癌没有必要的相关性，但宫颈的定期检查很有必要，目的不是为了预防宫颈糜烂，而是为了预防宫颈癌。统计资料表明，有子宫颈慢性炎症的妇女，其子宫颈癌的危险性较无炎症者高 5 ～ 10 倍，由此可见患有宫颈慢性炎症者子宫颈癌的发病率较高。由于子宫颈生理上的变化和解剖位置，使其容易遭受各种物理、化学等因素的刺激，特别是创伤、激素和病毒等因素，尤其是高危型人乳头状瘤病毒（HPV）感染患者，宫颈鳞柱交界区受到持续感染时，能使子宫颈慢性炎症的上皮细胞增生活跃及变异，易向癌前病变发展，而后转化为癌。为预防子宫颈癌的发生，患者不能掉以轻心，应尽早就医并重视对子宫颈慢性炎症的治疗，争取早日治愈，以免产生严重的不良后果。宫颈癌的诊断自从有了宫颈刮片以后，死亡率有了大幅度的下降，关键就是提前预防和治疗。宫颈光滑或宫颈糜烂与宫颈癌没有必要关系，关键是要定期做宫颈刮片检查和 HPV 病毒检测。目前推荐 21 岁以后有性生活的女性应该每年进行 1 次宫颈刮片检查，30 岁以后，可以联合做 HPV 检查，如果连续 3 次 HPV 和宫颈刮片检查都阴性，可以延长到每 3 年检查 1 次，65 岁以后可以停止筛查。

总之，对宫颈糜烂一定要有一个正确的认识，不能盲目地紧张和过度治疗，以免造成不必要的身体伤害和资源浪费。

宫颈纳囊和肥大也是宫颈慢性炎症的结果。

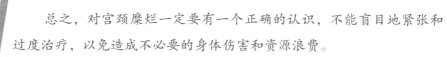

2. "宫颈糜烂"需要治疗吗？得了"宫颈糜烂"是不是不能怀孕、不能阴道分娩？

在上一个问题中，我们已经了解到"宫颈糜烂"只是育龄期女性的一种正常的生理现象，是无须治疗的。既然宫颈柱状上皮异位无须进行任何治疗，那么现在诸多治疗"宫颈糜烂"的方法，都是错误的。如前所说，国内对于宫颈糜烂的观念的改变是2008年以后正式写入教材的，主要是还有很多医生都没有了解和学习这个新概念，尤其是一些不良医院，更是危言耸听，盲目地诊断和治疗宫颈糜烂，造成了过度治疗。

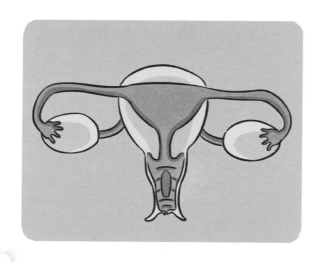

如果合并有白带增多、发黄、带血丝、有异味、外阴瘙痒、性交时出血或者有尿频、尿急、尿痛的泌尿系感染症状等表现时，则是宫颈炎症的表现。妇科检查时可发现宫颈糜烂样改变、息肉或肥大。宫颈炎分为急性宫颈炎和慢性宫颈炎，急性宫颈炎可由多种病原体引起，发病原因主要有以下几个方面：

①过早的性生活、频繁地更换性伴侣以及性生活过频（每周 4 次以上），是造成宫颈糜烂不可忽视的原因。②不洁性生活使患病的概率大大增加。③多次的人工流产、诊断性刮宫、宫颈扩张术等妇科手术，都可能导致宫颈损伤或炎症，最后引起宫颈糜烂的发生。④生殖道支原体、衣原体、高危型 HPV 的感染均可引起急性宫颈炎或导致慢性宫颈炎迁延不愈。慢性宫颈炎可由急性宫颈炎迁徙而来，也可为病原体持续感染所致，慢性宫颈炎多数无症状。

虽然无症状的生理性糜烂可以不处理，但是对于有症状的宫颈炎，需要进行治疗。但是治疗前必须筛查除外宫颈癌前病变或宫颈癌。

急性宫颈炎以抗生素治疗为主，最好到医院取宫颈管分泌物检查确定感染的病原体种类，有针对性地给予抗生素治疗。慢性炎症可以采用激光、冷冻、微波等物理治疗方法。

药物治疗"宫颈糜烂"可以辅以中药如保妇康栓治疗，副作用小，尤其适合轻中度"宫颈糜烂"且未生育的女性。

物理治疗"宫颈糜烂"适用于中重度"宫颈糜烂"患者。缺点是可能引起颈管粘连，也可能会造成阴道内壁神经灵敏度降低，对同房质量也会有一定的影响。治疗时间选在月经干净后 3～7 天内进行，创面未完全愈合期间（4～8 周）禁止盆浴、同房或者阴道冲洗。

特别注意的是，如果宫颈炎患者的病原体为沙眼衣原体或者淋病奈瑟球菌，应同时对性伴侣进行相应的检查和治疗。

总之，生理性的"宫颈糜烂"无须治疗，不影响生育和分娩。而所谓的宫颈炎导致的"宫颈糜烂"进行积极正确的治疗，也不会影响怀孕和分娩。当女性朋友遇到妇科疾病的时候，一定要进行治疗和调理，这是很重要的，必要的情况下最好去正规医院进行治疗。

3. 宫颈囊肿是肿瘤吗？怎么治疗？

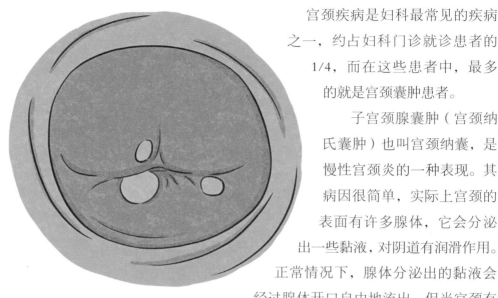

宫颈疾病是妇科最常见的疾病之一，约占妇科门诊就诊患者的1/4，而在这些患者中，最多的就是宫颈囊肿患者。

子宫颈腺囊肿（宫颈纳氏囊肿）也叫宫颈纳囊，是慢性宫颈炎的一种表现。其病因很简单，实际上宫颈的表面有许多腺体，它会分泌出一些黏液，对阴道有润滑作用。正常情况下，腺体分泌出的黏液会经过腺体开口自由地流出，但当宫颈有慢性炎症如宫颈糜烂时，在宫颈组织水肿或宫颈糜烂愈合的过程中，新生的鳞状上皮细胞逐渐覆盖宫颈腺管开口处或沿着腺管深入最终把腺管开口阻塞，腺管周围的结缔组织增生或瘢痕形成压迫腺管，使腺管变窄甚至阻塞，腺体分泌物引流受阻，日积月累就形成了一个个小的囊泡，也就是我们所说的宫颈囊肿。

那么平常都有什么原因会导致宫颈囊肿的发生呢？

（1）性生活不洁，在性生活的时候，没有认真清洗外生殖器官，男性将细菌带入女性体内，或是女性在月经期进行性生活，导致宫颈感染，造成宫颈囊肿的出现。

（2）多次人工流产，不仅会对女性的身体造成伤害，更有可能由于操作不当等因素，造成女性的宫颈受损，引发囊肿的发生。

（3）宫颈糜烂愈合后，新长出的上皮，覆盖在宫颈腺管，使得管口出现阻塞，分泌物引流受阻后，滞留形成囊肿。

（4）妇科手术消毒不彻底，也容易导致宫颈感染，或损伤到宫颈，导致细

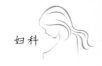

菌感染，易得宫颈囊肿。

（5）宫颈炎症愈合的过程中，新生的鳞状上皮覆盖宫颈腺管口或者是伸入到腺管，使得腺管口阻塞，腺体分泌物引流受阻，最终潴留形成囊肿。

治疗宫颈囊肿并不难，方法也很多。一般应先检查清楚时何种病原菌感染引起了宫颈炎，有针对性地治疗。对于不易消退的囊肿，目前常用的治疗方法是刺破囊肿，挤出囊液，再用激光、冷冻、电灼等方法烧灼囊内壁。治疗一般不会影响生育。

因此，宫颈囊肿并不是肿瘤，这种病并不可怕，单纯的宫颈囊肿不是肿瘤，也不会影响怀孕。严重的话可能会引起子宫内膜炎，输卵管卵巢炎，最终导致不孕不育。因此，患了这个病，如果有不适症状，及时检查和治疗就可以。平时生活中注意个人清洁、性生活时的卫生，做好避孕，重在预防，有症状时尽量做到积极治疗。

4. 宫颈肥大需要手术治疗吗？

宫颈肥大是慢性宫颈炎的一种表现，多于妇科检查时发现。引起宫颈肥大的原因：一是慢性炎症的长期刺激使宫颈充血、水肿，宫颈腺体及间质增生导致宫颈不同程度的肥大。二是子宫颈深部的腺体可能出现黏液潴留，形成大小不等的囊肿，均可使子宫颈呈不同程度肥大，硬度增加。肥大的宫颈表面由于损伤或炎症刺激也可以出现鳞状上皮脱落、柱状上皮增生而形成糜烂。宫颈肥大的质地一般都比较硬，这是纤维结缔组织增生所致的。宫颈肥大的症状主要表现为白带增多。另外，结缔组织增多及炎症沿宫颈旁或经宫骶韧带向盆腔方向扩散，导致腰骶部疼痛或会阴部坠胀感，这也是宫颈肥大比较突出的另一表现。

根据临床表现可以初步做出慢性宫颈炎的诊断，但是一些宫颈疾病在外观上也可有宫颈肥大的表现，一定要排除宫颈其他疾病，比如宫颈上皮内瘤变（也就

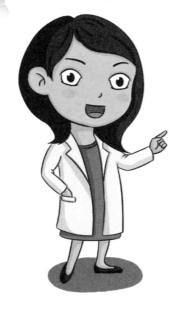

是宫颈癌前病变）、宫颈腺囊肿（如前一小节所述）以及宫颈癌等。子宫颈囊肿通常无须处理，但是深部的宫颈囊肿，子宫颈表面无异常，仅仅表现为宫颈肥大，彩超检查时可提示，但就诊时一定让医生将它与宫颈腺癌鉴别开。除慢性炎症外，内生型子宫颈癌尤其是宫颈腺癌也可引起宫颈肥大，因此，对于宫颈肥大的患者，需行宫颈细胞学检查，必要时门诊行子宫颈管搔刮术进行鉴别。

宫颈慢性炎症如果没有症状，单纯只是宫颈肥大，或者只是宫颈刮片报告上提示炎症，无须治疗。若有白带增多、发黄的长期症状时是需治疗的情况。药物治疗主要针对宫颈肥大合并轻度糜烂的患者，重铬酸钾、10%～30%硝酸银溶液或者10%碘酒涂抹患处。当炎症经过治疗后，宫颈局部充血水肿消退，宫颈表面重新被鳞状上皮覆盖，又恢复为光滑的外观，但增生的结缔组织不消退，宫颈仍是肥大的外观。宫颈肥大伴有慢性宫颈炎的其他表现，如宫颈糜烂、宫颈息肉、宫颈纳囊、宫颈内膜炎等，建议采取积极的治疗措施，比如手术治疗或物理治疗等。手术治疗主要针对宫颈肥大、糜烂面深广且涉及颈管的患者，以及怀疑有恶变的患者。物理治疗包括液氮冷冻疗法、电熨术、激光、高强度聚集超声治疗等。

宫颈肥大的保健方法：①保持私密部位清洁，防止病原菌侵入。②避免分娩时宫颈损伤如发现宫颈裂伤应及时缝合，并使用抗生素。③注意经期、流产期及产褥期卫生。经期、产后应严禁夫妻生活、盆浴，避免致病菌乘虚而入。④定期做妇科检查，发现宫颈炎症予以积极治疗。⑤注意锻炼身体，适当注意营养和卫生，保障身心健康。⑥平时性生活有节制，避免过度性生活，配偶注意私处卫生，包皮过长应该及时手术治疗。⑦采取避孕措施，尽量避免多次人流对宫颈的机械性损伤，手术操作应该严格无菌操作，防止医源性感染和损伤。

总之，宫颈肥大的治疗因人而异，因症状而异。

李元昆

（三）
盆腔炎性疾病及生殖器结核

 1. 盆腔积液是盆腔炎吗？需要治疗吗？

现在，大家去医院做个盆腔彩超很简单，有时候会看到提示盆腔积液的报告，往往会很紧张，有时会被告知是盆腔炎所致。其实呢，我们的盆腔、腹腔都有腹膜覆盖，是光滑的，正常情况下，盆腔存在的少量液体可以润滑脏器表面，减少脏器之间的摩擦作用，有一定的防御功能。另外，每个月的排卵期，卵泡破裂后也有可能流到盆腔最低点，此时做超声检查会提示子宫直肠窝少量积液。此外，有的人经血反流也会造成盆腔积液。

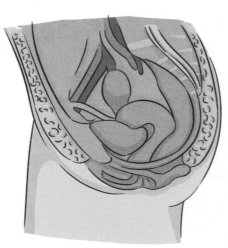

那么，盆腔多少积液算是正常呢？盆腔1厘米左右的少许积液是允许的，一般不超过2厘米。女性盆腔的最低点是直肠子宫陷凹，如果盆腔炎性渗出、积液，那么超声下就会看到较多或者包裹样的积液，这时候往往伴有下腹部的症状，比如下腹盆腔的疼痛，根据急慢性不同而表现不同，另外，妇科医生检查的时候，

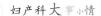
会有子宫或者宫旁的压痛，或有不适感，这时候医生才会下盆腔炎的诊断。所以，如果没有任何症状，仅仅是体检发现了少许盆腔积液，大可不必担心，也不要随便接受不正规的所谓治疗。过度担心和过度用药治疗都是不可取的。另一方面，如果确实有临床症状，建议到正规医院妇科诊治，切忌自行采取各种治疗，比如热水袋、烤电、按摩等，延误正规治疗，转为慢性盆腔炎，造成治疗效果差，影响生育等后果。

2. 小肚子痛就是盆腔炎吗？市面上的盆腔炎疗法靠谱吗？

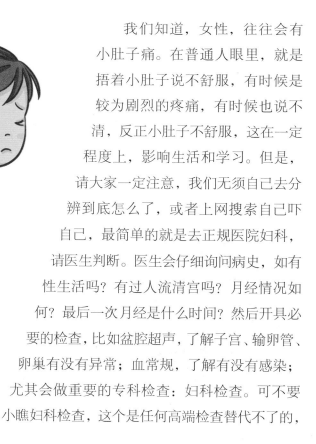

我们知道，女性，往往会有小肚子痛。在普通人眼里，就是捂着小肚子说不舒服，有时候是较为剧烈的疼痛，有时候也说不清，反正小肚子不舒服，这在一定程度上，影响生活和学习。但是，请大家一定注意，我们无须自己去分辨到底怎么了，或者上网搜索自己吓自己，最简单的就是去正规医院妇科，请医生判断。医生会仔细询问病史，如有性生活吗？有过人流清宫吗？月经情况如何？最后一次月经是什么时间？然后开具必要的检查，比如盆腔超声，了解子宫、输卵管、卵巢有没有异常；血常规，了解有没有感染；尤其会做重要的专科检查：妇科检查。可不要小瞧妇科检查，这个是任何高端检查替代不了的，是医生根据多年经验做出的专科判断，重点看阴道宫颈有没有异常分泌物，并送化验。有没有宫颈举痛，有没有子宫压痛，宫旁炎性包块，从这些判断有无盆腔炎。即便诊断为盆腔炎，也有急性和慢性之分，治疗以广谱抗生素为主，必要时手术治疗。治疗上，也可以加用中药，但须有资质的医生开处方，而不是不明就里地使用一些按摩、热疗等方法，严重时会延误病情。在接诊腹痛患者时，医生重点会排查危及生命的宫外孕、黄体破裂、卵巢肿瘤蒂扭转这些妇科急症，如果怀疑这些疾病，往往需要急诊住院，根据病情缓急安排急诊手术。所以，如果经常小肚子痛，千万不可掉以轻心，请到正规医院就诊。

3. 什么是盆腔炎？

盆腔炎是指女性生殖器官、子宫周围结缔组织及盆腔腹膜的炎症。主要为下腹痛、寒战、高热、食欲缺乏、恶心等。急性盆腔炎发展可引起弥漫性腹膜炎、败血症、感染性休克，严重者可危及生命；慢性盆腔炎反复发作，可导致不孕、输卵管妊娠，严重影响妇女的健康。

盆腔炎性疾病是常见的女性上生殖道感染性疾病，如果没有及时处理或处理不彻底，将严重影响妇女的生殖健康。轻症患者无明显症状或者仅有下腹痛，阴道分泌物增多，病情较重的患者有发热或伴消化和泌尿系统症状。我们正常的外阴、阴道是有防御机制的，当自然的防御功能遭到破坏或者机体免疫力低下的时候，外源性病原体侵入，

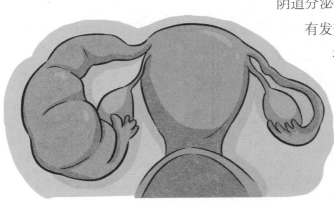

均可导致炎症发生。打个比方，我们人体就像一个有武器的城堡，细菌病毒这些坏蛋就在城门外伺机而动，我们城堡里也有一些坏分子，当我们给机会，外面的敌人攻进来了，这是外源性感染。会发生战斗，根据战斗的惨烈程度，孰胜孰败，机体表现出炎症各个不同的阶段，或者急性炎症期或者转为慢性炎症。有时候，我们自己防御下降，内部敌人伺机而动，这称为内源性感染。往往是外源性和内源性感染混合感染。一旦诊断，无论急性或者慢性盆腔炎，都需要治疗。只不过根据病情轻重缓急有所不同罢了。主要通过药物治疗消除炎症，缓解症状，手术以彻底治愈为原则。

> 那我们如何防御呢？一是不要轻易给敌人机会，也就是说洁身自好，性生活清洁，杜绝性生活传播疾病。二是注意避孕，尽量避免非计划妊娠的流产手术和刮宫手术，有了异常分泌物或者不适，应及时到正规医院就诊。女性的生理结构给盆腔炎提供了上行感染的途径，所以，妇女同胞们一定要养成好的生活习惯，健康掌握在自己手中。不要小看流产、经期卫生等。

4. 生殖器结核是什么病？和肺结核有关吗？影响怀孕吗？

说起结核，大家可能比较熟悉的是肺结核，那就需要了解致病菌是结核分枝杆菌。它的特点是以血液传播为主，所以这个"捣乱分子"就会影响妇女健康，尤其对生育力产生重要影响。结核性盆腔炎是结核分枝杆菌引起的女性生殖器的炎症，又称盆腔结核、生殖器结核。本病主要是继发于患者身体其他部位的结核病，好发于 20 ~ 40 岁的青壮年女性。主要表现为不孕、月经异常、下腹部疼痛、发热等。依据不孕、月经异常、下腹部疼痛、发热等表现，结合 X 射线片、子宫内膜病理学检查等诊断。

辅助检查有哪些？

（1）实验室检查：红细胞沉降率增加，虽无特异性，但如怀疑有慢性的轻型内生殖器结核存在时，红细胞沉降率增加则往往表示病灶尚在活动。

（2）X 射线片：应注意有无陈旧性的肺结核病灶或胸膜结核的征象。

（3）病理学检查：取子宫内膜做病理检查，是诊断生殖结核的可靠而常用的方法。

（4）盆腔 X 射线片及子宫、输卵管碘油造影：由于结核分枝杆菌可以对输卵管、卵巢、子宫内膜及肌层造成不同程度的损害，包括干酪样坏死、溃疡形成以及最终瘢痕或钙化的产生，可借助盆腔 X 射线摄片及子宫、输卵管碘油造影以助明确诊断。

（5）腹腔镜检查：结核的潜伏期很长，可达 1 ~ 10 年，多数患者就诊时，原发病灶已经痊愈。青春期时候，生殖器发育，血供丰富，这就给了结核分枝杆菌极好的机会。结核分枝杆菌首先侵犯输卵管，然后依次到达子宫内膜、卵巢等。而这些组织对于女性生育来说，影响是巨大的，输卵管的拾卵、运卵功能被破坏，子宫内膜也被破坏，患者往往是成年婚后不孕就诊的时候才被发现是生殖器结核。

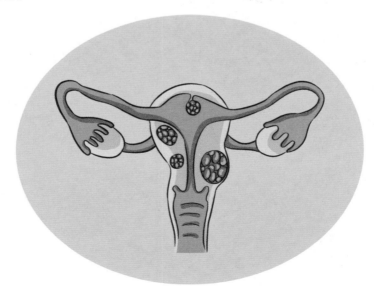

治疗上分为药物治疗和手术治疗。①抗结核药物治疗是治疗结核性盆腔炎的特效方法，目前常用药物有利福平、异烟肼、乙胺丁醇、吡嗪酰胺、链霉素、卡那霉素等。②手术治疗：当输卵管卵巢已形成包块，长期有症状，药物不能根治或已给足量药物但效果不满意，仍反复发作者，可根据患者年龄及病灶范围酌情给予手术切除。③其他治疗：加强营养，保证充足睡眠，病变活动期患者要卧床休息。

那我们怎么预防呢？很简单，增强体质，做好卡介苗接种。疫苗接种是预防结核的有效措施，千万不要因为理念跟不上或者疏忽大意，感染结核。

张冬雅

（四）
子宫内膜异位症与子宫腺肌病

1. 听说子宫内膜异位症不好治疗，能不能根治呢？

子宫内膜异位症是指子宫内膜组织（腺体和间质）在子宫腔被覆内膜及子宫以外的部位出现、生长、浸润，反复出血，继而引发疼痛、不孕及结节或包块等。

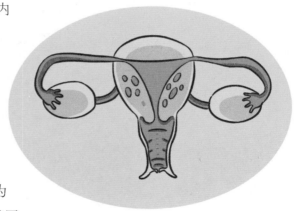

打个比方，子宫就像我们穿的衣服一样，从内到外分为3层，包括黏膜层、肌层和浆膜层，就像我们的贴身衣物、毛衣和外套，黏膜层就像贴身衣物，肌层就像毛衣，浆膜层就像外套。当贴身衣物跑到毛衣层或者外套层，甚至帽子的位置，出现在了不该出现的位置时，即为子宫内膜异位症。

子宫内膜异位症大部分发生在来月经的育龄期女性，与月经有直接关系，目前医学认为这个病跟人体的免疫功能有很大关系，当然，并不是说得这个病是因为免疫功能低下，而是因为免疫功能异常，与正常人不同。免疫功能调节起来比较困难，因此，子宫内膜异位症容易复发。

那么，**哪些方法可以治疗子宫内膜异位症？现有的治疗方案可分为手术治疗、西药治疗、中药治疗、介入治疗等。**

（1）手术治疗：主要是快刀斩乱麻，这种治疗方式的目的：①切除病灶；②恢复正常解剖，主要是恢复子宫、卵巢和输卵管及周围肠管的位置，利于患者术后怀孕。手术治疗也是根据患者的不同情况以及需求，选择不同的方法：比如还有生育要求的患者，可以选择保守性手术，仅仅手术切除病灶，将肉眼可见的有问题的部分切除，保留生育相关的器官，术后还可以再生育，但是术后复发的概率会较大，一般术后还需要辅助用药；没有生育要求的年龄大的患者，可以把病变的子宫、卵巢、输卵管及其他所有肉眼可见的病灶切除，这样术后复发的概率很低。

（2）西药治疗：因为子宫内膜异位症与卵巢有关，因此药物治疗主要从卵巢着手，通过抑制卵巢功能，从而控制子宫内膜异位症的发展。一般有五大类，在下一小节中有详细介绍。

（3）中药治疗：祖国医学博大精深，因此中药也可以应用于治疗子宫内膜异位症。一般常用活血化瘀药物，常常和其他药物联合使用，多需长期服用，可软化包块，控制疼痛。

（4）其他：介入治疗、超声聚焦治疗、超声引导穿刺治疗是不常用的治疗方案，但是也可以针对不同的患者和病情，选择这些治疗方案。

2. 如果不想手术治疗子宫内膜异位症，有没有药物可以治疗呢？

手术治疗子宫内膜异位症可以将病灶切除干净，减轻病痛，是子宫内膜异位症的一种很好的治疗方式。但是也有很多患者不能做手术，比如有严重的心脏病；或者不愿意做手术；或者病情比较轻，可以先不做手术。这个时候就需要药物治疗。事实上，医生将药物治疗更多地用于手术后，来预防子宫内膜异位症复发。

治疗子宫内膜异位症常用的药物包括非甾体抗炎药（NSAID）、口服避孕药、高效孕激素、雄激素衍生物以及促性腺激素释放激素激动剂（GnRH-a）五大类。

（1）非甾体抗炎药：常用的为布洛芬，比如芬必得，目的是减少疼痛，但是并不能控制子宫内膜异位症的发展，多数适用于有痛经的患者，可以在出现痛经时使用。

（2）口服避孕药：常用的为短效口服避孕药，例如妈富隆、达英-35、优思明、优思悦等，常需用药6个月以上，也可长期治疗。此类药物多适用于年轻的、暂时无生育要求的、病情轻的35岁以下女性，因为口服这类药物的时候无法怀孕。

（3)高效孕激素：常用的药物包括甲羟孕酮、甲地孕酮，主要机制是使内膜萎缩，同时可以减少雌激素的释放。现在还有新药地诺孕素，专门治疗卵巢子宫内膜异位症。

（4）雄激素衍生物：代表药物是孕烯三酮，可减少血中的雌激素，从而减少子宫内膜的增生出血。但是此类药物长期口服主要会损伤肝功能，不过价格比较便宜，服用方便，效果也不错。

（5）促性腺激素释放激素激动剂：代表药包括戈舍瑞林、亮丙瑞林、曲普瑞林等，用药期间卵巢暂时失去功能，让月经停止，上一个小节已经讲了，子宫内膜异位症与月经有直接关系，通过停止月经，从而治疗子宫内膜异位症。但用药期间，也因为月经停止了，会出现不同程度的更年期表现，比如潮热、盗汗、心情烦躁、失眠等。因此，这种药物是药效强，副作用也很明显。不过，停止用药后，以上的情况都会消失，而且，医生还会在使用这种药物的时候添加一些别的药物，在保证药效的同时，来对抗这种药物的副作用。

3. 子宫内膜异位症什么情况下需要手术治疗？

　　手术治疗子宫内膜异位症可以将病灶切除干净，减轻病痛，是子宫内膜异位症的一种很好的治疗方式。什么样的患者适合手术呢？

　　什么样的人应该做手术呢？如果出现了以下几种情况，就应该做手术：①当卵巢子宫内膜异位囊肿（巧克力囊肿）直径≥4厘米；②合并有不孕的情况，就是患者有超过1年未避孕而未孕；③明显的痛经，虽然经药过物治疗，但是效果差，痛经仍然很明显；④怀疑子宫内膜异位症发生了癌变，比如卵巢的巧克力囊肿在短时间内迅速增

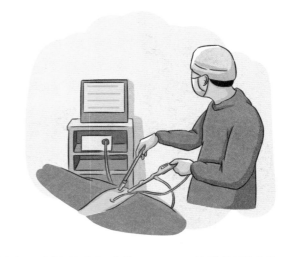

大，或者病变的子宫短时间内迅速增大，血清肿瘤标志物CA12-5的数值明显升高，或者疼痛的节律出现异常，比如本来只是痛经变成了一直疼痛。

　　子宫内膜异位症的手术治疗：①第一种为保守性手术。只切除病灶，即将肉眼可见的有问题的部分切除，保留生育相关的器官，比如保留子宫和卵巢。术后后女性器官完整，不影响生育。②第二种为根治性手术。即切除子宫、双侧卵巢、输卵管这些女性生育器官，和所有肉眼可以看到的病灶，手术很彻底，但术后失去生育能力。③第三种为子宫切除术。切除全子宫，保留卵巢。此种适用于病变在子宫的患者。④第四种为神经阻断手术。即切断支配疼痛部位的神经纤维，如宫骶韧带切除术（LUNA）、骶前神经切除术（PSN）。此种不是常用的手术方式，它一般只能用于缓解疼痛，但是病变的组织还存在，病变还会继续加重。

　　手术方式以腹腔镜手术为首选，因为微创，而且腹腔镜有放大的功能，能够放大6倍，比开腹看得更清楚更全面，利于切除隐匿的病灶。同时，腹腔镜还可以根据术中的情况对病变严重程度进行分期，利于术后治疗。手术前应有

仔细的术前评估和准备、良好的手术设备、熟练的手术技术，以及合适的术后处理方案。

4.子宫内膜异位症对怀孕有什么影响？

子宫内膜异位症可导致育龄期女性不孕，有40%～50%的子宫内膜异位症的患者合并有不孕。为什么会导致不孕呢？

第一，由于子宫内膜异位症的病灶常常位于卵巢，并且形成囊肿，囊肿里面有很多像巧克力浆一样的液体，因此被称为"卵巢巧克力囊肿"。这种囊肿在卵巢上生长，会破坏卵巢，使卵巢逐渐失去功能，不能排卵，从而造成患者不孕。在子宫内膜异位症的患者中，有17%～27%的患者有排卵障碍，不排卵当然不能怀孕了。有时即使有排卵，但是卵泡质量不好，也会发生黄体功能不足而造成不孕。还有部分患者发生未破裂卵泡黄素化综合征，卵泡虽然长大了，却不能破裂，卵泡里的卵子排不出去，还被憋在卵泡里，长成了囊肿，因此也无法怀孕。

第二，子宫内膜异位症患者的输卵管也会出现问题，输卵管周围广泛粘连，导致输卵管梗阻、扭曲或阻塞。做输卵管造影可以发现输卵管堵塞或者通而不畅，因此不孕。

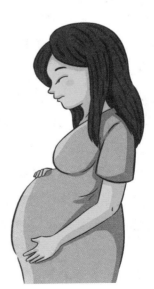

第三，子宫内膜异位症尤其是有痛经的患者，她的腹腔，也就是肚子里的微环境发生改变，会有大量异常的细胞因子存在，造成精子或受精卵死亡，也造成不孕。

第四，还有研究发现，子宫内膜异位症患者的子宫内膜本身也有问题，所以造成了子宫内膜异位症，这种有问题的内膜，也会影响受精卵在子宫内的着床，导致不孕。

5. 子宫内膜异位症治疗后复发了该怎么办?

子宫内膜异位症复发的概率真的很高,北京协和医院研究发现,子宫内膜异位症 2 年内的复发率为 19.1%,5 年内复发率为 40%~50%。并且,疼痛的复发率高于囊肿的复发率。

造成子宫内膜异位症复发的原因有很多,比如手术不彻底,没有把所有的病灶都切除,术后残留的病灶又"死灰复燃"。还有的是因为术后没有按时使用药物预防复发,出现新的病灶。而且复发前病变严重程度以及患者的年龄等也会影响复发情况,比如,病变程度越重越容易复发、患者年龄越小越容易复发,而临近绝经的女性就比较不容易复发。

如果发现子宫内膜异位症复发,还是要根据病情进行不同的治疗,针对不同情况的复发,治疗方案不同。尤其是年轻的患者,不建议反复手术。

(1)痛经复发:如果仅仅是痛经复发,而没有巧克力囊肿复发,首选药物治疗,例如芬必得、避孕药,或者每月 1 次的 GnRH-a 针剂。如果药物治疗仍无效,应考虑手术。如年龄较大、不再生孩子而且痛经重者,可考虑行子宫切除或子宫及双侧附件切除术,一劳永逸。

(2)巧克力囊肿复发:根据复发的巧克力囊肿的大小选择不同的治疗方法。如果巧克力囊肿小,而且没有痛经等症状,可暂时观察;若囊肿直径 ≥ 5 厘米,应选择超声引导下穿刺治疗或行腹腔镜手术。但是,反复手术会增加对卵巢的损伤,年轻人尽量不做二次手术,可以考虑超声引导下囊肿穿刺,然后尽快怀孕,必要的时候可以借助试管婴儿技术。但是如果病情很重,还是手术的效果要好于超声引导下穿刺治疗。对于从来没有做过手术的囊肿患者,不建议先穿刺,而是建议先手术。因为穿刺不能彻底清除囊肿，只能吸出囊液，缓解病情，复发概率极高，而且还有可能造成病情加重。所以第1次发现巧克力囊肿的朋友建议手术而不是穿刺，穿刺实属无奈之举。大约20%患者需多次手术。子宫内膜异位症复发再次手术后，一定要加强再次复发的预防，注意按时使用正规药物预防复发，不要自己听信偏方乱治疗或者不按时使用药物，否则很容易再次复发。囊肿反复的复发，反复治疗，反复手术，不仅浪费金钱和时间，最重要的是对身体健康非常不利。

6. 为什么说子宫内膜异位症会影响卵巢功能？

子宫内膜异位症多发生在卵巢上，并且形成囊肿，囊肿里面有很多像巧克力浆一样的液体，因此被称为"卵巢巧克力囊肿"。主要通过以下几个方面影响卵巢功能。

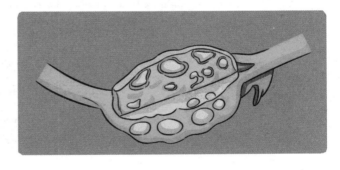

（1）子宫内膜异位症本身的因素：巧克力囊肿长在卵巢上，通俗点说，就像是根扎在卵巢上。巧克力囊肿会越长越大，把正常卵巢挤得越来越薄，越来越小，最终没有功能。同时它的根会像树根一样破坏卵巢。这是子宫内膜异位症对卵巢功能影响的主要原因。因此，不能让囊肿长得过大，发现囊肿后，一旦囊肿直径超过4厘米，就应该手术治疗，防止它继续增大破坏卵巢。囊肿越大越多，卵巢破坏越严重。

（2）手术对卵巢组织的影响：由于子宫内膜异位症囊肿即巧克力囊肿的根位于卵巢上，在手术剥除囊肿过程中，会带走正常的卵巢组织，就好像挖树根会带走部分的土壤，这不可避免会使卵巢受到伤害，影响卵巢功能。

（3）**血液供应的影响**：如果子宫内膜异位囊肿生长在距离卵巢大血管较近的位置，在剥离囊肿的过程中，有可能会损伤卵巢的血管，影响卵巢的供血情况，导致卵巢缺血，影响卵巢功能。

（4）**术中止血方式的影响**：在子宫内膜异位症手术中，腹腔镜技术已经成为治疗该种疾病的首选手术方式，并且是诊断子宫内膜异位症的金标准。但是，腹腔镜下缝合较开刀困难，所以在临床上常用电凝止血的方法。如果电凝止血过度，会将正常卵巢组织烧死，导致卵巢功能下降。因此，对腹腔镜手术医生的手术技术也提出更高的要求，在手术中应尽量使用缝合止血，减少电凝止血方式。

7. 子宫内膜异位症为什么是育龄妇女不孕的"隐形杀手"？

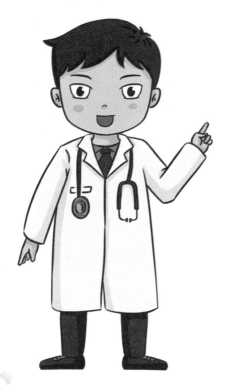

子宫内膜异位症的发病率在逐年上升，此病一般见于生育年龄妇女，以 20～40 岁妇女居多。子宫内膜异位症与不孕症关系密切，号称育龄妇女不孕的"隐形杀手"，子宫内膜异位症患者中不孕症发病率为 30%～50%，是非子宫内膜异位症人群的 20 倍；同时 40%～50% 的不孕症患者合并子宫内膜异位症。子宫内膜异位症是如何导致不孕的呢？由于怀孕需要"种子"（卵巢能排出卵子）、"道路通畅"（精子与卵子相遇及受精卵运送到宫腔的必经之路）及"土壤肥沃"（子宫内膜等胚胎生长发育的场所）。子宫内膜异位症导致不孕的原因主要是影响了上述环节而造成的。

（1）机械性因素：子宫内膜异位症患者常常有盆腔粘连，重度患者不孕的原因可能与盆腔内器官和组织广泛粘连以致影响卵子的排出，造成输卵管蠕动减弱甚至粘连，导致输卵管无法拾卵，受精卵无法正常运行至子宫等都有关。

（2）卵巢功能异常：子宫内膜异位症可伴有多种卵巢功能异常，如黄体生成素（LH）峰值异常、卵泡发育异常、无排卵、高催乳素血症、黄体功能不全、未破裂卵泡黄素化综合征 (LUFS)，其发生率均高于非子宫内膜异位症人群。如LUFS 为卵巢无排卵，但卵泡细胞出现黄素化，患者虽然基础体温呈双相，子宫内膜呈分泌期改变，但因为无排卵，而无受孕可能。已经有很多文献报道证实子宫内膜异位症患者未破裂卵泡黄素化的发生率较正常妇女显著升高，所以多发生不孕。再比如黄体功能不足，子宫内膜异位症患者卵泡和黄体细胞上的 LH 受体数量较正常妇女明显少，导致黄体期黄体分泌的激素不足而影响受孕。

（3）自身免疫反应：子宫内膜异位症患者体内淋巴细胞会产生一种抗子宫内膜抗体，这种抗体可干扰早期受精卵的输送和着床，同时腹腔内因为子宫内膜异位病灶的存在而引起大量的巨噬细胞聚集，这种巨噬细胞可以吞噬精子和干扰受精卵细胞的分裂，从而导致不孕。临床上发现，即使盆腔子宫内膜异位病灶不多，盆腔解剖无明显异常的轻症患者亦可不孕。可能与该因素及盆腔炎症反应有关。

（4）着床障碍与流产：子宫内膜异位症可影响早期胚胎发育，有黄体功能异常及宫腔内环境异常，干扰早期胚胎的发育及植入，导致着床障碍及流产。临床上子宫内膜异位症患者流产率高于一般人群。

（5）其他原因：子宫内膜异位症患者在性交时会发生深部的性交痛，或多或少会影响患者的情绪，甚至抑制排卵。

因此，子宫内膜异位症导致不孕的原因可能是多种因素作用的结果。如果育龄期妇女不孕考虑与子宫内膜异位症有关，建议尽快腹腔镜手术治疗，大量临床实践表明，子宫内膜异位相关不孕如果仅采取药物治疗，往往达不到怀孕的目的，且浪费了时间。术后宜尽快受孕，术后半年是怀孕的"黄金时期"；当然，年龄大、卵巢储备功能不良、既往手术后仍未能如愿怀孕及复发性的重度内异症，可以考虑辅助生殖技术怀孕，辅助生殖技术前应用药物 3 个月，可以增加成功的概率。

8. 切除子宫是治疗子宫腺肌瘤的唯一方法吗？

有时候，正常位于子宫腔的子宫内膜很不安分，跑到了子宫肌层，并在那里"安家落户"，如果在子宫肌层分布广泛，一般称作"子宫腺肌病"，如入侵的子宫内膜仅局限于子宫肌层的某一处，造成该处的平滑肌细胞过度增生，形成球体时，则称之为子宫腺肌瘤。子宫腺肌瘤或子宫腺肌病是育龄期妇女的常见疾病，发病率高，虽是良性疾病，但具有复发、浸润生长等恶性行为，严重的痛经和（或）经量过多折磨着患者，危害其身心健康，近年来发病率有升高趋势，部分年轻患者甚至还没有生育就患上该病。

由于腺肌瘤导致子宫增大，子宫内膜表面积明显增大，以及肌层中异位内膜"捣乱"，影响正常子宫肌肉的收缩等功能，故患者常常表现为月经量过多或月经异常出血；异位内膜对子宫的刺激、局部子宫肌肉的水肿及释放前列腺素等致痛物质的作用，患者常常表现为痛经，由于病变加重，痛经往往也愈加剧烈，甚至发展为非经期的长期盆腔疼痛，严重影响患者正常的生活和工作；由于子宫腺肌瘤与腺肌症有时与盆腔子宫内膜异位症如卵巢巧克力囊肿并存，所以患者有时也可表现为性交痛；虽然尚无明确的证据表明子宫腺肌瘤或腺肌症是不孕的罪魁祸首，但由于该病常常与子宫肌瘤及盆腔子宫内膜异位症并发，因此不少患者有不孕的主诉，而且理论上子宫腺肌症造成的子宫环境不利于孕卵的着床。

如何治疗子宫腺肌瘤？是否必须切除子宫呢？子宫腺肌瘤或腺肌症的治疗应个体化、人性化，不能全部用子宫切除这一种治疗方法治疗所有的患者。常用的治疗方法如下。

（1）**药物治疗**：常用于子宫腺肌瘤或腺肌症患者的初始治疗，即未曾治疗过的患者，病情相对较轻者及手术后预防复发者，如复方短效口服避孕药、促性腺激素释放激素激动剂（如达菲林、抑那通等）、小剂量米非司酮、丹那唑、高效孕激素、芳香化酶抑制剂（如来曲唑）以及活血化瘀的中药等。对于病变较轻患者，应用复方短效口服避孕药即可减少经量，缓解疼痛，安全经济且不良反应又少；对于手术后辅助用药，以及助孕前，常常采用促性腺激素释放激素激动剂预防复发或改善受孕环境，不少患者经处理后能怀孕生子，但价格昂贵，小剂量米非司酮相对便宜，效果也不错，丹那唑、高效孕激素、芳香化酶抑制剂（如来曲唑）及活血化瘀的中药等均有一定的治疗效果。

（2）**药物环如曼月乐环**：本质上是药物治疗的一种特殊形式，对于没有生育要求的子宫腺肌症、腺肌瘤患者，可宫腔内放置曼月乐环，因该环能持续释放一种孕激素类药物，可以治疗子宫腺肌症、腺肌瘤，减少月经量，缓解痛经，经济实用，5年后需更换，缺点是不是所有人都有效，有效率80%左右，部分人可出现上环后不规则阴道出血、脱环及无效等。

（3）**子宫腺肌瘤局部挖除再配合药物治疗**：事实上，子宫腺肌病对药物治疗的有效率高于子宫腺肌瘤，大的子宫腺肌瘤往往对药物治疗效果差，子宫腺肌瘤行手术局部挖除后再行药物治疗，是目前年轻患者或要求保留子宫患者的较适宜治疗方式。当然，术后有复发的可能，但也有多年不复发的患者，而且往往为打算怀孕的妇女提供了机会和条件。

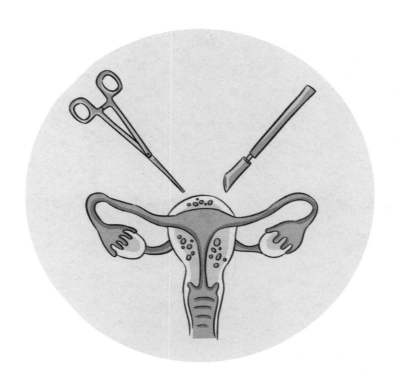

（4）子宫内膜去除术或射频消融术：可用于治疗已经生育不再有生育要求的患者，特别是伴有月经量过多者。如宫腔镜热球治疗，治疗深度达肌层约6毫米，子宫内膜功能被破坏，往往术后无月经或月经变少，射频消融技术溶解掉腺肌瘤往往也能起到一定治疗作用。但仍旧有复发、日后需切除子宫可能。

（5）子宫动脉介入栓塞术：用于治疗症状性子宫腺肌瘤有争议。对于有严重合并症不适合手术或药物治疗的有症状患者，可以考虑采用该方法。据研究报道，近期疗效确切，但远期效果不满意。

（6）子宫切除手术：是治疗该病最彻底的一种方法，常用于药物治疗效果不佳、症状严重且无生育要求的患者。常见有子宫全切及子宫次全切等。

所以子宫腺肌瘤或腺肌症的治疗应个体化、人性化，不能全部用子宫切除这一种治疗方法治疗所有的患者。

陈雁南，郭瑞霞

（五）子宫纵隔

1. 子宫纵隔是怎么形成的？

在人类胚胎的性发育阶段，最初是不分男女的。但是，由于男性 Y 基因的存在，就会启动男性器官的发育，而女性体内没有 Y 基因，就只能朝着女性的器官发育。人类胚胎都具有位于中间位置的中肾管和位于两侧的副中肾管，在男性的发育过程中，中肾管发育成阴茎，副中肾管则渐渐退化消失；而女性的发育过程中，副中肾管发育成输卵管、子宫及阴道上段，中肾管则渐渐退化消失。子宫纵隔的发生是在母

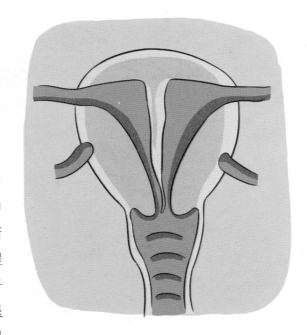

亲妊娠第 8 周，女性两侧副中肾管融合在一起形成子宫，融合过程中，子宫腔内存在一纵行隔膜，如胚胎长到 20 周，隔膜仍未消失并持续存在，则形成子宫纵隔。

依据隔膜残留的情况，从而划分为不同的子宫纵隔。例如，完全没有吸收的称为完全子宫纵隔，部分吸收部分残留的称为不全子宫纵隔。

打个比方，子宫就像一个葫芦，这个葫芦最初是两个葫芦瓢向一起合拢的。两个葫芦瓢合在一起，中间有一堵墙，慢慢地这堵墙会消失，形成一个完整的葫芦，如果消失不了，就会形成隔，就是子宫纵隔。纵隔将子宫一分两半，就好像在一个房间里建一堵墙，将一个原本 100 平方米的房间分成两个 50 平方米的小房间。

正常 100 平方米的子宫房间里住一个宝宝，现在有了一堵墙，宝宝只能住在 50 平方米的小房间里，可能会对宝宝的生长发育造成影响，严重的会造成胚胎停育。因此，一般建议女性在怀孕前行孕前检查，较好的彩超可以发现子宫纵隔，可以在孕前提前治疗后再妊娠。

2. 子宫纵隔怎么治疗?

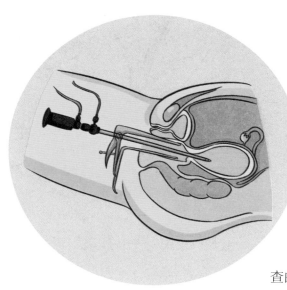

子宫纵隔是一种常见的子宫畸形，依据纵隔残留的情况，从而划分为不同程度子宫纵隔。例如，完全没有吸收的称为完全子宫纵隔，部分吸收部分残留的称为不全子宫纵隔。

子宫纵隔患者多数与正常人一样，饮食、月经等均无异常，多数人是在做彩超检查的时候才发现有子宫纵隔。不过，也有极少数患者合并有宫颈、阴道畸形，可能会出现如痛经、周期性下腹痛、月经淋漓不净等情况。子宫纵隔还易引发不孕、流产、早产、胎位异常、胎儿生长受限等，若胎盘粘连在纵隔上，可出现产后胎盘滞留、产后出血。

一般可以通过子宫输卵管碘油造影和超声诊断子宫纵隔。

这种疾病一般不会遗传，也有很多人即使有子宫纵隔也可以正常生育，主要是因为这些人的子宫纵隔不大或者很薄，所以不影响生育。

如患者无须解决生育问题则无须治疗，对于不孕的患者，或者有反复自然流产的患者，以及需要行试管婴儿等辅助生育的患者，可以行宫腔镜下子宫纵隔电切术，为了保证手术安全，该手术可在腹腔镜或 B 超监测下完成。

这种手术不会在皮肤上留下切口，属于微创手术，经阴道就可以完成，一般可以选择全身麻醉，痛苦小，手术时间短，恢复快。宫腔镜下子宫纵隔电切术后根据术中情况，可以给予宫腔放置水囊预防子宫纵隔切除创面的粘连，同时术后给予雌激素应用促进子宫内膜增生，让创面迅速愈合。一般手术后很快就能出院，手术后需要再次复查宫腔镜判断子宫内切口愈合的情况。一般建议宫腔镜下子宫纵隔电切术后 6 个月再怀孕。

陈雁南

（六）
盆底功能障碍性疾病

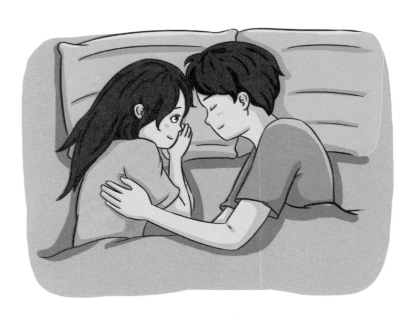

　　首先向大家明确一点，就是无论是阴道分娩还是剖宫产，都可能会出现产后阴道松弛。为什么呢？

　　女性的骨盆内包含有阴道、子宫等，这些器官都被骨盆的肌肉和筋膜牢牢地关闭在骨盆里。当各种原因导致骨盆的肌肉和筋膜变得薄弱，无法将这些器官关

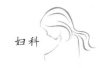

在骨盆里，就会出现阴道松弛。

不怀孕的时候，子宫只有鸡蛋大小，孕期子宫变得非常大，能有西瓜大小，还非常重。受它的压迫和孕期激素的影响，女性在怀孕期间易发生盆底肌肉损伤，出现脏器的脱垂比如痔疮和阴道松弛。

打个比方吧，女性的盆底肌就像一个柜子的柜门，在你不怀孕的时候，柜子里只有很少的东西，柜子门能关得很严实，没有缝。当你怀孕的时候，柜子里的东西变得很大、很多，柜子门就很难关上，时间长了，门就坏了，即使最后你生过孩子了，柜子里的东西又很少了，但是坏掉的柜子门依旧合不上，有很大的缝，变得很松，就是阴道松弛了。

除了怀孕，在经阴道分娩期间，孩子要通过阴道生出来，也会把阴道撑到最大，孩子越大，阴道也就撑得越大，也越容易出现阴道松弛。

可见无论是阴道分娩还是剖宫产，妊娠自身会导致盆底功能受损。怀孕次数越多，分娩次数越多，顺产次数越多，或者 2 次分娩间隔时间过短，孕期营养差等，越容易出现盆底功能障碍，表现出尿失禁、大便失禁等相关症状，导致阴道壁松弛，影响夫妇性生活质量，造成女性心理问题。

阴道本身有一定的修复功能，正常在产后 3 个月即可恢复。产后妈妈可以通过一些锻炼来加强弹性的恢复，进行产后阴道松弛的治疗，促进阴道紧实。

（1）盆底功能锻炼：主要是凯格尔训练法，是最常用的非手术治疗方法。①平躺、双膝弯曲。②收缩臀部的肌肉向上提肛。③紧闭尿道、阴道及肛门（它们同时受到骨盆底肌肉支撑），此感觉如尿急，但是无法到厕所去，须闭尿的动作。④想象你用阴道吸引某种东西，如一种填塞物或者阴茎。先想象从阴道入口开始上提，再逐渐沿阴道上升，并坚持 3 秒。重复 10 次为 1 组，每日 3 组以上，逐渐增加到 25 次为 1 组。⑤使阴道下降，就像将某种东西挤出阴道。坚持 3 秒即放松，重复 10 次为 1 组，每日 3 组以上，逐渐增加至每组 25 次。⑥保持骨盆底肌肉收缩 5 秒，然后慢慢的放松，5～10 秒后，重复收缩。

（2）生物反馈电刺激：是由电刺激阴道内肌肉，让肌肉收缩，达到阴道紧缩的效果。这需要到医院进行仪器治疗，相比自己在家进行凯格尔训练法，过程比较轻松，只需要躺在治疗床上，经由仪器治疗即可，但也意味着需要按时到医

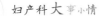

院，花费也比自己锻炼高。一般医生会根据患者阴道松弛的程度进行不同的治疗疗程。

（3）穴位按摩：一般选择会阴穴、长强穴，它们是全身气血通路的2个枢纽。会阴穴可以把身体内力、精华之气调到双腿、双脚直至脚趾脚尖；长强穴可以把身体内力、精华之气调到督脉直至整个后背及头部；长强穴有力推动了督脉，而会阴穴又拉动了任脉运行，进而使产后盆底功能障得以恢复。

不管采用任何方法，均应尽早进行。分娩后尽早进行，尽快康复。同时也建议准备怀孕或者已经怀孕的女性们，注意控制孕期体重，不要让自己体重增长过多或者宝宝过大，也要注意两胎间隔时间。

2. 子宫脱垂怎么治疗？

子宫原本是位于我们女性的盆腔深处，在阴道的最顶端，如果不使用检查用具或是手诊，难以看到或者触及。它是孩子最初的摇篮，被放在母亲盆腔深处保管着。但是，当子宫从正常位置沿阴道向下脱落，甚至全部掉到阴道口以外，称为子宫脱垂。这时候患者可以感觉到从阴道里面掉出来一个肉疙瘩，不痛不痒，还可以自己用手把它塞到阴道里，但是走路或者大小便的时候就会掉出来，影响平时的生活。

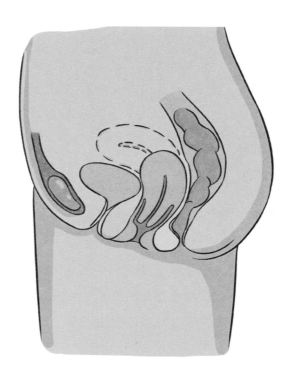

导致脱垂的原因较多：①妊娠、分娩的次数较多，或者产后过早参加体力劳动，特别是重体力劳动，身体没有休息好。②衰老，特别是绝经后。③慢性咳嗽、肥胖、长时间的便秘而造成腹腔内压力增加，导致脱垂。④医源性原因，主要是没有充分纠正手术时所造成的盆腔支持结构的缺损。按照子宫脱垂的严重程度，子宫脱垂可分为Ⅰ度、Ⅱ度、Ⅲ度，度数越大，越严重。

子宫脱垂的治疗方法包括非手术治疗和手术治疗。

（1）非手术治疗：①凯格尔运动。站立姿势，进行提肛缩阴运动，每次收紧不少于 3 秒，然后放松。连续做 15 ～ 30 分钟，每日进行 2 ～ 3 次。②盆底生物反馈训练和电刺激治疗。电刺激能提高神经肌肉的兴奋性，促进神经细胞功能的恢复，与盆底肌锻炼相结合，能大大提高盆底康复治疗的效果。③子宫托。分为支持型和填充型两种，前者适用于病情较轻的患者，后者适用于重度患者。可缓解患者症状，提高其生活质量。

（2）手术治疗：①曼氏手术是最简单有效的手术方法之一，不切除子宫，只切掉从阴道脱出的那部分组织，因此术后还可以生育，因为无须要进入腹腔，故对患者的影响较小。这种手术适用于年轻还需要生孩子、宫颈过长、子宫脱垂不重的患者。但是由于手术不彻底，所以手术后可能还会复发。②经阴道全子宫切除术及阴道前后壁修补术：适用于老年女性及不考虑生育的患者，手术会切除子宫，术后没有月经，也不能再生育，但不影响性生活，不过重度脱垂患者术后复发率较高。③阴道半封闭术及阴道全封闭术：适用于老年患者。术后阴道完全封闭，无法过性生活，但手术效果较好。多数用于无性生活要求的老年女性。④盆底重建术：这是目前最常用的手术方式，需要将吊带或生物网片等放入人体内，不再取出，价格也比较昂贵。此类手术方式的复发率低，故常用于重度脱垂的年轻女性。但它也带来了一些新的并发症，如网片裸露等，也并非十全十美。

目前，还没有药物可以治疗子宫脱垂。

3. 处女膜破裂后怎么修补？

处女膜是位于阴道口的一层较薄的肉膜。多在中央有一孔，呈圆形或新月形，少数呈筛状或伞状，孔的大小变异很大，小至不能通过一指，甚至闭锁；大至可容两指，甚至可处女膜缺如。每个人处女膜长的都不一样，差异比较大。

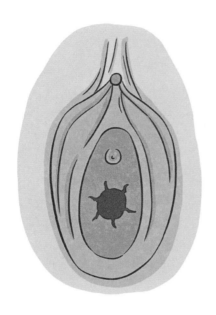

因为处女膜在阴道入口处，又较薄，大家最熟悉的就是女性在首次发生性行为时，处女膜会破裂出血。所以，过去常常通过是否同房出血来鉴定处女膜是不是破裂，是不是完整，女性是不是处女。

但是，处女膜因距离阴道口较近，稍有不慎就会造成处女膜的破裂。造成处女膜破裂的原因有多种，比如，在发生以下这些意外时，处女膜也会破裂出血。如有的女性在参加跳高、骑马、武术等剧烈运动时可使处女膜破裂；有的女性在清洗外阴部、使用内置式卫生棉条不当，甚至在自慰时，也会造成处女膜的破裂。幼年无知，将异物塞入阴道，也会使处女膜破裂。

在我国由于传统文化仍起主导作用，完整的处女膜、初次性交时见红是女性贞洁的象征，新婚初夜见红作为衡量女性道德的标准。一旦新婚之夜无见红，可能导致家庭破裂等严重后果。因此，处女膜修补术不仅是解决生理问题，更重要的是缓解女性的心理压力的一种方法。

处女膜破裂的程度可分为3种类型：①裂隙型（一般组织较厚，血供好，易修复）；②分块型（组织厚度不均，较易愈合，这种类型最常见）；③菊花瓣型（组织菲薄，血供差，不易愈合）。处女膜修补术虽然手术不大，但因处女膜组织血运差，黏膜薄，成功率不高，并且每位患者的处女膜破裂程度不同，因此手术方式亦有所不同，甚至有些破损严重的处女膜无法修补。目前处女膜修补术主要是使用极细的可吸收线，将处女膜原本的裂口修剪后再次缝合，恢复处女膜的完整性。由于处女膜组织是环形薄膜，此薄膜皱壁间为结缔组织，组织脆弱，再加上前邻尿道口、后邻肛门以及阴道不断产生分泌物，细菌较多，环境潮湿，对术后伤口的愈合都十分不利，有时容易感染。因此术后要加强护理，注意预防感染发炎，甚至化脓。一般处女膜修复术后，缝合线需要慢慢吸收，至少术后3个月完全愈合并且缝线吸收后，才可以再次同房。

4. 产后漏尿，私处总是湿湿的，苦不堪言，如何治疗？

毋庸置疑，荣升为妈妈是一件非常幸福开心的事情。然而，一些新妈妈在享受天伦之乐的同时，却也承受着一种难以言说的无奈，原因就是她们常常遭遇"尿裤子"的尴尬，难以启齿。当她们咳嗽、大笑时候，就会有尿液漏出来，这种现象就是我们常说的"产后尿失禁"，属于压力性尿失禁。

新妈妈们为什么会出现"尿裤子"？

妊娠和分娩是造成盆底肌肉损伤和松弛的首要原因。在分娩过程中随着胎头的下降，产道被动扩张，特别是孕妇体重增加过甚、胎儿过大、羊水过多、产程过长、难产、阴道助产等使盆底组织极度伸展，若超过盆底组织伸展的生理极限，将导致盆底肌纤维结缔组织及神经组织的缺血甚至断裂，引起继发的萎缩、变性、坏死，盆底肌肉组织松弛萎缩，使尿道周围组织对尿道支撑作用减弱，同时泌尿生殖隔及浅层肌肉损伤和会阴深Ⅱ度裂伤可影响尿道外括约肌功能。正是由于这些因素的作用，使产后尿失禁在新妈妈们中

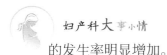

的发生率明显增加。

大部分尿失禁的发生开始在孕后期和产后 4 个月内。起病初期平时活动时无尿液溢出，仅在增加腹压（如咳嗽、打喷嚏、大笑、提重物、跑步等）时有尿液溢出，严重者在休息时也有尿液溢出。一旦出现这些情况应至医院妇产科门诊就诊，通过一些辅助检查方法（如压力试验、指压试验、棉签试验和尿动力学检查等）以排除其他类型尿失禁及尿路感染，以便得到及时有效的诊治。

发现尿失禁，该如何治疗？

压力性尿失禁治疗方法有手术治疗和非手术治疗。手术可能引起出血、盆底神经痛和尿潴留等，术后复发再手术率高。非手术治疗一般有盆底肌锻炼、药物治疗、电刺激疗法、中医药治疗等。相对其他非手术治疗方式来说，盆底肌锻炼简单易学，无须辅助仪器设备，且不受时间、地点及体位的限制，是预防及治疗尿失禁的有效手段。

盆底肌锻炼是通过有意识地对以肛提肌为主的盆底肌肉进行重复选择性的自主收缩，唤醒被损伤的盆底神经肌肉，增加盆底肌肉肌力和弹性，使盆底肌肉功能恢复正常。具体方法为：收缩盆底肌肉持续 10 秒左右（先收缩肛门，再收缩阴道、尿道，产生盆底肌上提的感觉，注意大腿和腹部肌肉保持放松），再放松 5 秒左右，然后快速收缩、放松，连续 15～30 分钟为 1 组训练，每天 2～3 组，6～8 周为一疗程，连续锻炼 1 年。

陈雁南，赵先兰

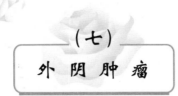

（七）外阴肿瘤

1. 什么是外阴肿瘤？

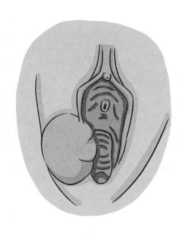

　　隐私部位长了"块"，许多女性朋友会感觉难以启齿，不好意思跟别人说，也不好意思去医院看，就自己到药店去买一些止痒的外用药膏来涂涂抹抹，虽然可能当下瘙痒会减轻，但过一段时间又会发作，正是所谓的治标不治本。甚至，有些人还会因此耽误治疗，发展成更加严重的疾病。医生只能默默地尽力治疗。没办法，他们可不敢骂你：到底是身体重要还是面子重要？外阴肿瘤就是这样，生长位置尴尬，那么它到底是怎么回事呢？

　　顾名思义，外阴肿瘤就是指生长在外阴部的各种肿瘤，根据肿瘤的性质可以分为良性和恶性两类。

　　良性外阴肿瘤，主要有平滑肌瘤、纤维瘤、脂肪瘤、乳头状瘤、汗腺瘤、神经纤维瘤、淋巴管瘤及血管瘤等。

　　恶性肿瘤以外阴鳞状细胞癌多见，它占外阴癌的 90%。

　　其他的还有外阴黑色素瘤、外阴基底细胞癌和前庭大腺癌等。

2. 引起外阴肿瘤的原因有哪些?

那么,都是哪些原因会引起外阴的肿瘤呢?
我们归纳起来大致有以下几点:

(1)外阴感染。如性传播性疾病,病毒、
细菌、滴虫、真菌等引起的外阴炎,外阴是初
发部位和好发部位。

(2)机械性刺激。如不良的卫生习惯、外
阴污垢、内裤太紧、汗渍刺激等。

(3)过敏性外阴炎。由洗涤剂、化妆品、阴茎套和药
具等引起的过敏性皮炎。

(4)阴道内异物。长期安放子宫托,异物残留阴道而感染刺激外阴发生肿瘤。

(5)尿液与粪便的刺激。尿液、粪便,糖尿病患者的糖尿刺激。

(6)全身疾病。如糖尿病、系统性红斑狼疮、丘疹性银屑病等。

(7)恶性肿瘤。如阴道癌等。

(8)外伤后血肿引起的。

所以,外阴肿瘤是一种常见的疾病,在日常生活中就要养成良好的生活习惯,
这样就可以避免或减少外阴肿瘤的发生。

3. 怎么才能早期识别外阴肿瘤?

我们都害怕得肿瘤,那我们怎么才能早点发现它呢,外阴肿瘤的早期信号有
哪些呢?

外阴肿瘤的患病人群主要是老年人,多发生于绝经后妇女。近年来,由于外

阴病毒感染等原因，发病年龄有年轻化趋势。外阴鳞状细胞癌诊断的平均年龄为65岁。

（1）出现白斑，外阴部有微小光泽的白色斑点或条纹，后相互融合呈肥厚而有光泽的乳白色斑，触摸时有硬结、粗糙的感觉。

（2）有结节，外阴部有黄豆大小的结节或乳头样的肿物，同时周围伴有瘙痒。

（3）瘙痒，在排除念珠菌感染等引起的女性外阴瘙痒症后，若外阴瘙痒久治不愈又查不出原因，呈顽固性的奇痒者，考虑是女性外阴癌。

（4）溃疡，若女性外阴部出现久治不愈的凹陷，且伴有疼痛出血，多为女性外阴癌的信号。

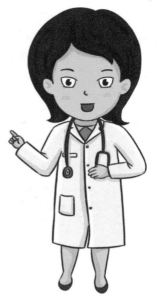

4. 外阴周围的恶性肿瘤有哪些？

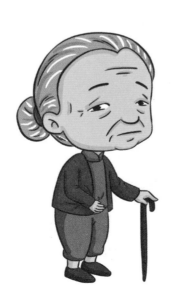

在与外阴癌的斗争中，了解一点相关知识，会有很大的帮助。

外阴鳞状细胞癌是最常见的外阴恶性肿瘤，它平均发病年龄为60岁，多发于阴唇、阴蒂和会阴处，病因至今尚不清楚，但与性病共存率高，由病毒感染发展为浸润癌，与机体的免疫功能低下和损害有关，如肾移植后、系统性红斑狼疮等。外阴营养不良和外阴湿疣均可发展为外阴鳞状上皮癌。

它的早期局部出现小而硬的结节，有肿块或者溃疡，常常伴有疼痛或者瘙痒感，晚期为典型的糜烂、肿块或不规则的乳头状瘤，颜色可呈白色、灰色、粉色，会有黑色素沉着或双侧腹股沟淋巴结增大，质硬而固定，当肿瘤破溃或激发感染时可出现尿频、尿痛、排尿困难等，但多数患者病变前已有多年的外阴瘙痒史，晚间为重，外阴白色病变，等等。

5. 得了外阴恶性肿瘤，该如何治疗？

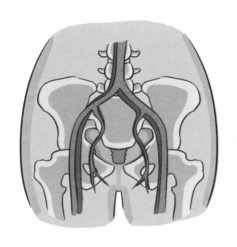

外阴癌并不常见，占女性生殖道恶性肿瘤的 4%。由于外阴是外生殖器官，外阴癌的治疗通常会导致严重的性心理困扰。它的治疗大致分为 3 种。

（1）药物治疗：抗癌的药物可以作为较晚期癌或者复发癌的综合治疗手段，为提高局部的药物浓度可采用盆腔动脉灌注给药。

（2）手术治疗：手术为首选的方法，采用外阴广泛性根治术和双侧腹股沟深浅淋巴结清除术，疗效良好。

（3）放射治疗：外阴癌的放射治疗，有以下几个指征。①不能手术或者手术危险性大的，癌症范围大、不可能切尽或者是切除困难的；②晚期病例先行放疗，待癌灶缩小后，行较保守的手术；③复发的可能性大，如淋巴结手术切断、癌细胞残留、病灶靠近尿道及直肠近段，既要保留这些部位，又要彻底清除病灶者，可加用放疗。

张明川

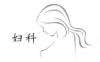

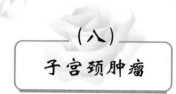

（八）
子宫颈肿瘤

1. 第一个将被消除的妇科恶性肿瘤为什么是宫颈癌？

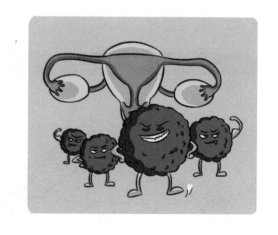

　　宫颈癌是女性生殖道最常见的恶性肿瘤，每年全球约有 46 万宫颈癌新发病例，其中 80% 发生在发展中国家，我国每年新发病例 10 万～15 万人，占全球 1/5～1/4。

　　首先，宫颈癌是唯一一个病因明确的癌症，高危型 HPV 持续感染是宫颈癌发生的主要原因。HPV 病毒分为高危型和低危型，低危型 HPV 感染可引起生殖道疣，高危型 HPV 病毒是宫颈癌的罪魁祸首，持续性的高危型 HPV 感染有可能导致宫颈癌前病变，进而发展为宫颈癌。女性有性生活之后就存在感染 HPV 病毒的可能性，但在感染之后 70% 的患者在 1 年内能自行清除，90% 的患者 2 年内能自行清除，对于免疫力较差的人，是无法清除病毒的，造成 HPV 持续性感染，有可能在数年发展为宫颈癌前病变最终发展为宫颈癌。针对 HPV 感染，可以进行 HPV 疫苗接种，目前上市的 HPV 疫苗多为预防性疫苗。国外应用 HPV 疫苗的实践已经证实了其对宫颈癌的预防价值。

其次，从感染高危型 HPV 到发生宫颈癌之前通常有一个比较长的癌前病变阶段，大多经历数年之久，在这个阶段，只要定期体检，能及时发现癌前病变，及时处理癌前病变加以阻断，宫颈癌就很难找上门来了。

当然，如果未重视、未接种 HPV 疫苗，也未进行宫颈癌筛查体检，发展到宫颈癌才被诊断发现，就有些被动了，但可喜的是，早期宫颈癌治愈率非常高。宫颈癌是可防可控的癌症。

随着我国宫颈癌 HPV 疫苗的上市接种，宫颈癌筛查的普及，人民群众筛查意识增强，做到早预防、早诊断、早治疗，宫颈癌必将是第一个将被消除的妇科恶性肿瘤。全球范围内也已启动了消除宫颈癌计划。

2．让人恐慌的宫颈糜烂是真的"糜烂"吗？会引起宫颈癌吗？

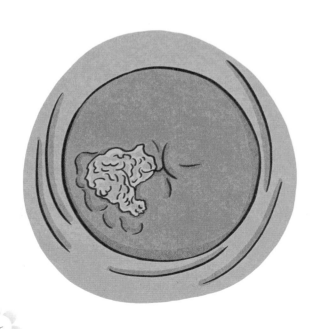

宫颈"糜烂"在育龄期妇女中特别常见，不少妇女因为被查出宫颈"糜烂"而惶惶不安，甚至认为会得宫颈癌，从而四处求医，甚至花费大量金钱进行治疗。宫颈"糜烂"真的会引起宫颈癌吗？

实际上，大部分"宫颈糜烂"是生理性的"柱状上皮移位"，不是病态。宫颈上皮分为复层鳞状上皮和柱状上皮两种。复层鳞状上皮位于宫颈阴道部的表面，单层柱状上皮位于颈管内，鳞状上皮与柱状上皮交接部称为鳞柱交接部。青春期后，在雌激素作用下，宫颈发育增大，宫颈管黏膜组织外移，即柱状上皮外移，由于柱状上皮仅为单层，非常薄，可以透见下面的血管及红色的间质，因此柱状上皮覆盖的区域外观红色，细颗粒状，呈"糜烂"状。而复层鳞状上皮覆盖的部位外观是光滑的，二者有清楚的界限。因此，国外学者将宫颈"糜烂"称为"柱状上皮移位"。移位的柱状上皮为了适应新环境，不断被鳞状上皮替代，发生鳞状上皮化生。不断发生鳞状上皮化和化生的区域称为移行带。高危型 HPV 喜欢定居在此移行带内不成熟的鳞状上皮，因此移行带正是宫颈癌的好发部位。绝经后妇女，伴随雌激素水平下降，宫颈萎缩，原始鳞柱交接部又退回至宫颈管内。因此，绝经后妇女很少有宫颈糜烂。

那么宫颈糜烂到底与宫颈癌有无联系？移位的柱状上皮区域经常发生着鳞状上皮化生或鳞状上皮化，该过程中容易受到致癌因素的刺激，移行带也正是宫颈癌的好发部位，而且，某些宫颈癌前病变和宫颈癌患者的宫颈也可呈"糜烂"状外观，这是导致患者听说宫颈糜烂会认为自己得宫颈癌的主要原因。实际上，有好多宫颈癌和癌前病变患者的宫颈并不"糜烂"，临床上发现，宫颈癌前病变不少发生在宫颈光滑的患者中，宫颈癌前病变又称宫颈上皮内瘤变，主要指的是宫颈鳞状上皮的非典型增生，宫颈癌大都是鳞状上皮癌，而腺癌相对比例较少，从这一点上讲，看上去"糜烂"的柱状上皮是很少发生癌的。

3. 患上宫颈癌后还能实现我的生育梦吗？

36 岁的刘女士家庭幸福，小日子过得越来越红火，万事俱备，只欠东风，单等一个新生命降临之时。可刘女士到医院检查，却发现自己患上了宫颈癌，这对刘女士一家来说，无疑是冷水泼头，当头一棒！刘女士在家人陪同下，忐忑不安地来到郑州大学第一附属院妇产科，经过全面查体和评估后，结合刘女士一家的"盼子心切"渴望生育的强烈要求，为刘女士实施了保留生育功能的宫颈癌根治性切除和盆腔淋巴结清扫手术，术后刘女士恢复很快，术后1年，顺利怀孕，孕期基本顺利，于孕 36^{+3} 周时因"胎儿宫内窘迫"剖宫产一健康男活婴，体重 3 320 克，术后母子平安，均健康出院。

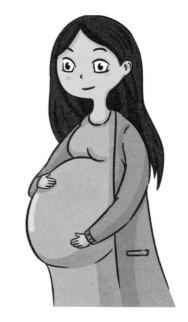

宫颈癌是女性生殖道最常见的恶性肿瘤，在我国仍居女性生殖道三大恶性肿瘤之首，近年来全球范围内年轻患者发病率有升高趋势，估计有40% 的宫颈癌发生在生育年龄，其中，不乏还没有生育的患者。一般情况下，早期宫颈癌可手术治疗，常需要广泛性子宫切除术加盆腔淋巴结清扫，晚期宫颈癌以放化疗为主，无论是子宫切除，还是放化疗对生殖功能的破坏和晚期宫颈癌对生命的威胁，一般意味着将无法再生孩子。那么，还没有生育的宫颈癌患者是否真的没有生育希望了呢？难道真的不能成就一个女性想成为母亲的愿望了吗？

回答是否定的！通过刘女士的例子，恐怕大家已经知道，有些年轻宫颈癌患者还是有望能怀孕生子当上母亲的。一般情况下，特别早期的宫颈癌，如果癌浸润深度不超过 3 毫米，即临床分期属于 I a1 期，可以暂时行宫颈锥切治疗，保留子宫和部分宫颈，为患者赢得生育的机会；癌浸润深度超过 3 毫米的，但癌灶直径在 2 厘米以内，无宫颈管内膜受累，宫颈长度足够长（2 厘米以上），临床分期属于 I a2 到 I b1 期的宫颈癌患者，如果迫切想保留生育功能的，可以行根治性宫颈切除，保留子宫，具体说就是将宫颈连同宫颈周围 2 厘米的组织切除，同时切除盆腔淋巴结，最后将子宫留下，并且和阴道重新连接起来，这样经过一段时间的愈合，多数患者可具备成为母亲的可能性。并且，临床实践表明这种方法并没有使得宫颈癌的复发率增加。但是做此保留生育功能手术前提是患者有极强烈的生育要求，无不育的证据，年龄 40 岁以下，并且能做到术后随访！术后最好助孕！但是，如果术后发现肿瘤的范围较术前估计的广泛，应该予以辅助治疗，

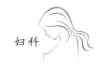

即放化疗。

年轻的早期宫颈癌患者行保留生育功能手术后，孕期也可能要经历一些考验，如流产、早产的问题，因为宫颈根治性切除后，局部承受能力可能有下降，容易出现上述问题。尽管如此，保留生育功能的手术给不少迫切希望生育的早期宫颈癌患者带来了光明，帮助她们实现了做母亲的权利和渴望，为许多家庭带来了福音！

🌸 4. 面对时下流行的 HPV 疫苗，我该如何选择呢？

国际上已经明确高危型人乳头瘤病毒（HPV）持续感染是导致宫颈癌及癌前病变的主要病因。世界卫生组织指出，HPV 是一个超过 200 种的庞大家族。根据致癌性的不同，将 HPV 分为高危型和低危型，高危型 HPV 家族成员主要包括 HPV16、HPV18、HPV31、HPV33、HPV45 等共 14 种，低危型 HPV 主要有 HPV6、HPV11 等，低危型 HPV 主要引起生殖器疣和皮肤疣，几乎不会引起宫颈癌。我国建议接种的宫颈癌疫苗分别如下。

二价疫苗：适用于 9 ~ 45 岁的女性。二价 HPV 疫苗针对 HPV16、HPV18 两种 HPV 病毒亚型，可以预防由 HPV16 和 HPV18 这两种高危型 HPV 持续感染引起的宫颈癌及癌前病变。此外对其他高危型 HPV 有一定的交叉保护效应，且二价 HPV 疫苗采用创新型专利佐剂 AS04，此佐剂

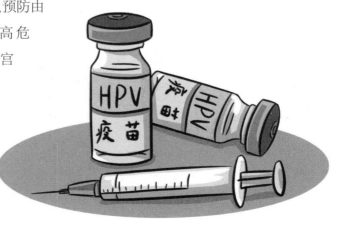

能够诱导高水平的保护性抗体。通常分 3 次注射给药，第 0、1、6 个月给药。

四价疫苗：适用于 20 ~ 45 岁女性。用于预防因高危型 HPV16 和 HPV18 所致的宫颈癌及癌前病变。国内临床试验尚未证实本品对低危 HPV6 和 HPV11 型相关疾病的保护效果。四价 HPV 疫苗采用铝佐剂。疫苗通常分 3 次注射给药，第 0、2、6 个月给药。

九价疫苗：适用于 16 ~ 26 岁女性。九价 HPV 疫苗是针对 HPV6、HPV11、HPV16、HPV18、HPV31、HPV33、HPV45、HPV52、HPV58 九种 HPV 病毒亚型，用于预防由本品所含的 HPV 型别所引起的宫颈癌及癌前病变，以及所含 HPV 型别所引起的感染。九价 HPV 疫苗采用铝佐剂，疫苗通常分 3 次注射给药，第 0、2、6 个月给药。

国内的研究显示，超过 84.5% 的宫颈鳞癌由 HPV16 和 HPV18 型病毒持续感染导致，故而，在理论上，国内上市的二价和四价 HPV 疫苗可以预防 84.5% 的宫颈癌，九价疫苗可以预防 92.1% 的宫颈癌。世界卫生组织 HPV 疫苗立场文件认为，现有证据表明从公共卫生学角度，二价、四价和九价疫苗在免疫原性、预防 HPV16 和 HPV18 相关宫颈癌的效力和效果方面无差别，3 种疫苗都可预防大多数的癌症。HPV 疫苗的接种地点主要为各地区疾控中心和社区卫生服务中心。广大女性朋友可就近至当地卫生服务部门接种疫苗。

因此，公众可以根据自身年龄、经济状况以及疫苗的可及性，选择接种不同的 HPV 疫苗。

郭瑞霞

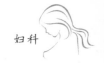

（九）卵巢肿瘤

1. 卵巢囊肿都需要手术治疗吗？

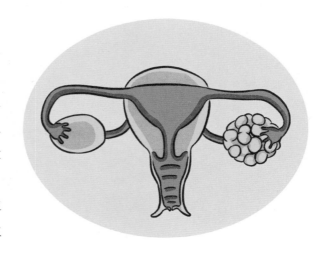

卵巢囊肿并非是一个疾病的诊断，而是超声检查影像学上的表现，囊肿内部常为液体。育龄期妇女体检，超声发现卵巢囊肿的概率高达10%～20%，非常常见。一般意义上来讲，既然称为囊肿，说明它本身没有实性成分，通常是良性的，其中不少还是生理性的囊肿，所以并不可怕。

卵巢囊肿分为生理性囊肿和病理性囊肿。生理性囊肿：如滤泡囊肿、黄体囊肿、卵巢黄素化囊肿等，是由于卵泡发育和排卵后黄体吸收过程中形成的。这种卵巢囊肿多为单侧，直径大多小于 5 厘米，壁薄，一般情况下可以自然吸收，随诊 2～3 个月，月经干净后 2～3 天复查，囊肿可自行消失，常常无须特殊处理。但是，如果随诊 3 个月，囊肿持续存在或长大，应考虑为病理性囊肿，如卵巢肿瘤等，应考虑手术治疗了。初次超声发现的直径 5 厘米以下卵巢囊肿，尤其是来月经前半月内的囊肿，80% 是生理性的黄体囊肿。病理性囊肿：卵巢上的病理性囊肿最常见的是卵巢良性肿瘤，如卵巢浆液性囊腺瘤、黏液性囊腺瘤、卵巢成熟性囊性畸胎瘤等，其他的如卵巢子宫内膜异位囊肿（俗称卵巢巧克力囊肿）等疾病。卵巢病理性囊肿如卵巢良性肿瘤及部分卵巢巧克力囊肿一般应进行手术明确诊断并治疗。一般来说，绝经后卵巢囊肿常是病理性的。需要特别警惕的是，如果卵巢囊肿超声上提示有乳头或者实性成分，并且提示有血流信号，有可能是交界性或者恶性卵巢肿瘤。

生理性囊肿对女性是没有不良影响的，极少数情况下，如果发生扭转、破裂，出现急性下腹疼痛，表现为急腹症，则要急诊处理甚至手术，否则可能出现扭转的卵巢发生坏死或者继发感染；卵巢良性肿瘤都有一定恶变率，1%～10% 不等，一旦恶变，生命可能受到威胁，因此，卵巢良性肿瘤发现后要及时手术治疗；卵巢巧克力囊肿常常由于痛经、慢性腹痛、性交痛等症状严重影响妇女的生活质量，而且还可造成不孕不育。

常见而且大部分的生理性卵巢囊肿，可以自行消失，无须治疗，可以观察 3 个月，肿瘤缩小或消失则验证了诊断；如考虑为病理性，一般要考虑手术治疗。手术方式一般为卵巢囊肿剥除手术，扭转坏死的、年龄大的患者或者已经没有正常卵巢成分的巨大特殊囊肿可以考虑附件切除手术，对于合并感染的，一般要在抗炎治疗控制感染的基础上手术治疗，卵巢巧克力囊肿的治疗相对复杂一些，常见治疗方式是手术药物联合治疗。目前腹腔镜手术是一种微创的手术方式，已经成为卵巢囊肿的首选治疗术式。

所以，发现卵巢囊肿后，应区分是生理性囊肿还是病理性囊肿，如考虑生理性囊肿，可以观察 3 个月，囊肿缩小或消失则验证了诊断；如考虑为病理性，则应该手术治疗。

2．为什么卵巢癌号称女性生殖道肿瘤中可怕的"沉默杀手"？

卵巢恶性癌是女性生殖系统常见的肿瘤之一，发病率仅次于宫颈癌与子宫体癌，占妇科恶性肿瘤的第3位。但由于卵巢肿瘤深居盆腔，起病隐匿，初期症状不明显，往往被忽视，因此绝大多数的卵巢癌确诊时已属于晚期，仅有少数的卵巢癌被早期发现。卵巢癌的5年生存率仍徘徊在30%左右，死亡率超过宫颈癌和子宫体癌之和，占妇科肿瘤的首位，又称"妇科恶性肿瘤之王"。

因卵巢癌早期没有特殊症状，至今也没有一种有效的手段帮助人们早期检测到卵巢癌的存在，有人将其称作"沉默杀手"或"冷面杀手"。其实卵巢癌有时还是有些先兆的，主要包括持续腹胀、胃肠不适、进食困难或者极易有饱食感、尿频或尿急、腹部或盆腔疼痛。女性如果突然连续2周以上每天出现上述症状中的一种或几种，就应尽早向医生咨询，以排除患卵巢癌的可能。现今卵巢癌的筛查仍不是很成熟。但是对于高危人群的定期检查，尤其是去经验丰富的正规医院妇科进行体检可以帮助我们尽早发现问题。卵巢癌高危人群主要包括50岁以上的绝经女性；未婚或晚婚、不育或少育、不哺乳的女性；使用促排卵药物的不孕症者；喜欢吃高脂肪、高蛋白、高热量饮食的女性；有遗传性卵巢癌家族史的女性，有乳腺癌家族史者等。高危妇女最好每半年检查1次，以期早期发现卵巢病变。对于检查发现所有卵巢有实性成分的肿块，或大于5厘米的囊肿，应立即进行手术切除；对于月经初潮前和绝经后女性，有卵巢囊性肿物，应考虑为肿瘤。生育年龄妇女有小的附件囊性肿块，观察3个月经周期未见缩小者考虑为肿瘤，观察期间增大

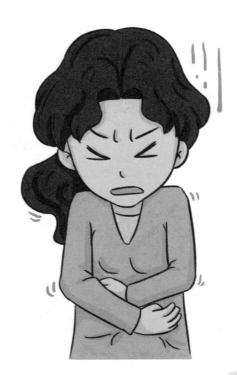

者随时手术；对于盆腔炎性肿块，尤其怀疑盆腔结核或子宫内膜异位性包块经治疗无效，不能排除肿瘤时应手术探查。

卵巢疾病复杂多变，很多卵巢肿物，只有经过手术后病理检查才能确定良、恶性，因此对于卵巢肿物，无论囊性或实性肿物，切勿掉以轻心，以免延误早期卵巢癌的最佳治疗时机。对于常见卵巢病变，如卵巢囊肿，不能轻易判定是良性病变，必须到正规医院就诊，经过系统检查排除恶性可能后，再进行进一步治疗。期间应尽量避免穿刺，并且卵巢肿瘤应该尽量完整切除进行快速病理检查。如果证实为恶性则需要进行规范化治疗。

大多数卵巢癌患者经过规范化治疗，可以获得满意的治疗效果，甚至治愈。手术联合化疗是治疗卵巢癌的主要手段。初次手术是卵巢癌诊断和治疗的基础和关键，卵巢癌手术涉及腹腔内多个脏器，技术要求复杂、难度较大，而手术满意减瘤成为患者获得满意疗效的基石。而卵巢癌的二次或三次手术所面临的难度和风险更高。手术后应针对不同的病理类型、不同的分期及个体差异制订相应的化疗方案和化疗疗程，而且需要根据化疗中检测的情况进行随时调整。对于因自身情况不能手术的晚期卵巢癌患者可以给予一定疗程的新辅助化疗，而后获得手术机会，因此，对于某些发现时已属晚期的卵巢癌患者来说，切不可轻言放弃。

卵巢癌的诊断和治疗是一项长期的系统的工程，需要医生、患者和家属的共同努力和奋斗才能达到预期目的。

郭瑞霞

（十）生殖内分泌疾病

1.子宫异常出血最常见的原因为子宫内膜息肉，有哪些必备知识？

子宫内膜息肉是妇产科相对常见的一种疾病，发病率较高，生育年龄妇女、老年妇女均可见到。但是，子宫内膜息肉有时常常被忽视，患者及有些医务人员缺乏对该病的充分认识。关于子宫内膜息肉科普知识特地介绍如下。

（1）什么是子宫内膜息肉？

由子宫内膜腺体及间质组成的、向宫腔内突出的卵圆形软组织块。最常见的是局限性的内膜肿物突出于子宫腔内，单个或多发，灰红色，有光泽，一般体积较小，平均直径在 0.5 ~ 2 厘米。小的直径仅有 1 ~ 2 毫米，大而多发者可充满宫腔。蒂粗细、长短不一，长者可突出于子宫颈口外。有的蒂较短，呈弥漫性生长。息肉表面常有出血坏死，亦可合并感染。常见于 29 ~ 59 岁，多为良性，但有恶变的可能。

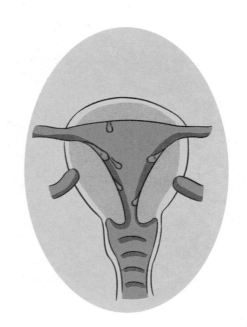

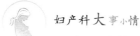

（2）为什么会发生子宫内膜息肉？

目前机制尚不十分明确，一般认为，息肉形成可能与炎症、内分泌紊乱，特别是雌激素水平过高有关。临床上，子宫内膜息肉常常与子宫内膜增生有关。

（3）子宫内膜息肉常见有哪些临床表现？

本病可发生于青春期后任何年龄，但常见于 35 岁以上的妇女。单发较小的子宫内膜息肉常无临床症状，往往由于其他疾病切除子宫后大体检查时始被发现，或在诊断刮宫后得出诊断。多发性弥漫性者常见月经过多及经期延长，此与子宫内膜面积增加及内膜过度增生有关。大型息肉或突入颈管的息肉，易继发感染、坏死，而引起不规则出血及恶臭的血性分泌物。

（4）如何诊断子宫内膜息肉？

主要症状为月经量增多或不规则子宫出血；有时宫颈口处可看到或触及息肉，子宫体略增大；超声检查提示内膜增厚，回声不均，或者看到息肉样物；做宫腔镜检查或分段诊刮，将取出的组织或摘除的息肉送病理检查，可以明确诊断，并可与功能失调性子宫出血、黏膜下子宫肌瘤及子宫内膜癌等其他疾病相鉴别。显微光镜下，子宫内膜息肉由子宫内膜组成，表面被覆一层立方上皮或柱状上皮，息肉中间形成纤维性纵轴，其内含有血管。

（5）发现子宫内膜息肉怎么办？

对于没有明显症状的、直径小于 1 厘米的小型息肉，可暂时观察，有自行吸收的可能。对于大部分子宫内膜息肉通常采用手术的方法彻底去除，摘除方法有：①扩张宫颈，摘除息肉，继之搔刮整个宫腔，可将弥漫性小息肉刮除，并送病理检查。②宫腔镜下切除：对于多发，尤其较大、刮宫难以清除的，可在宫腔镜下切除，效果较好。需要注意的是，手术完成后不等于"万事大吉"了，术后要用孕激素类药物 3～6 个月，以预防复发，术后应定期随诊，注意有无复发及恶变，及时进行处理。对 40 岁以上的患者，若出血症状明显，上述治疗不能根除或经常复发者，可考虑全子宫切除术。

2．月经紊乱到底是怎么了？

女性月经规律，月经如期而至，是女性生殖内分泌功能正常的外在表现。如果没有规律，乱出血，不该来月经却出血了，或者月经间期出血了，又或者月经淋漓不尽，或者干脆毫无规律地出血，都属于异常，都是需要诊治的。切忌随便吃止血药，或者不就诊，而酿成严重后果。

那么，常见的原因有哪些呢？我们可以简单说些常见原因。正常的月经周期是21～35天，如果在月经间期出血，而且一般是在中期出血，点滴状，没有感觉，一般是排卵期出血，如果血量很少，一般无须特殊处理，实在不放心做个盆腔彩超就可以了。如果月经淋漓不断，一般是子宫瘢痕憩室、子宫黏膜下肌瘤、宫颈息肉等影响子宫内膜的疾病存在。还有间断出血，无论哪种出血，对于有性生活的女性，都要排查和怀孕相关的疾病，比如流产、宫外孕、生化妊娠等，因为这些疾病都

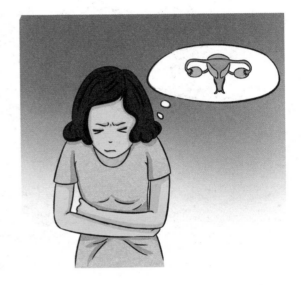

可以引起阴道出血，另外，此月经周期口服过紧急避孕药，也可以造成激素波动，从而造成阴道异常出血。如果这些情况发生了，我们不必恐慌，医生一般经过询问病史，会开具尿妊娠试验、盆腔彩超、妇科检查，一般就可见分晓了，必要时候，需要检查性激素六项和甲状腺功能。

我们要做的，就是不必太过恐慌，但也不应抱有无所谓的态度，因为经过初步检查，医生基本能把有问题的筛查出来。提醒大家的是，有一些妇科恶性肿瘤也是以阴道出血为主要临床表现的，妇科的检查比较简单，千万不要一直拖延，延误诊治。

3. 青春期不来月经怎么办？

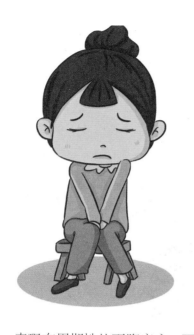

青春期无月经也称为原发性闭经，指的是女性年龄超过 15 岁，第二性征已发育，月经还未来潮，或者年龄超过 13 岁，第二性征未发育者。发生率远低于继发性闭经，第二性征指的是乳房和外阴的发育。内生殖系统的组织结构异常、先天性卵巢缺失或发育不全、下丘脑 – 垂体 – 卵巢轴功能紊乱、染色体异常、性腺发育异常等都会影响月经来潮。我们逐一解释。

那么对于第二性征已经发育的原发性闭经，卵巢发育和功能是正常的，内分泌和子宫内膜是正常的。其大多是生殖系统有畸形，原因常见有：子宫发育异常，阴道及处女膜发育异常，表现有周期性的下腹疼痛，可以有周期性的子宫内膜剥脱，但是通路畸形，比如先天性阴道闭锁、处女膜闭锁、残角子宫等，导致月经血无法流出。这种情况必须入院，经过详细的检查，包括盆腔彩超、盆腔磁共振、染色体检查等，然后手术纠正。具体术式根据检查结果详细制订，阴式或者联合腹腔镜行阴道成形术，手术具体术式也分很多种，比如自身皮瓣阴道成形术、回肠代阴道成形术、腹膜代阴道成形术等。

对于第二性征已经发育的，但是发育的不太正常的，就是两性畸形了，究其原因，是体内起作用的性激素和染色体表型不一致。①男性假两性畸形：如雄激素不敏感综合征。②真两性畸形，有两种性腺组织，卵巢和睾丸组织都有。③女性假两性畸形：先天性肾上腺皮质增生症。这些患者有特殊的体征，首先需要查染色体，性激素水平和其他辅助检查，然后根据社会身份，综合考量，补充正确的性激素，矫正外阴形态，使得患者可以较好地回归社会。

如果没有周期性下腹痛，那么就要从源头查起。女性青春期正常月经来临，是有性腺轴来司管的。司令部在头部的垂体，垂体可以释放垂体激素，作用于卵巢，卵巢接收到命令后，就会在垂体激素的作用下，周期性分泌雌、孕激素，子宫内膜和阴道黏膜都跟着体内雌、孕激素水平的变化而变化。那么循着这条路，我们慢慢检查看问题出在哪里。首先检查乳腺等第二性征是否发育，第二性征指的是乳房、外阴是否发育。这是初步判断体内性腺的状态，以及体内雌、孕激素的水平。如果第二性征没有发育，那么原因第一可能在大脑，司令部出问题了，当然下级单位就不会有反应了。治疗上可以激素替代，得以维持青春期发育体内所需要的雌、孕激素水平。第二是原发性腺发育不全，不能正常地分泌雌、孕激素。如特纳综合征：染色体异常，卵巢不发育，身材矮小，蹼颈，后发际线低，鱼样嘴，肘外翻等。还有单纯性腺发育不良。还要查女性内分泌激素水平，盆腔彩超，染色体（真假两性畸形）等。

> 总之，青春期无月经来潮，不要盲目等待，因为有的疾病查清楚了，是有挽救余地的，尤其对于垂体激素不够的，通过激素替代，可以让青春期第二性征发育起来，否则，会错过最佳治疗时机。

4. 月经慢慢不来了，常见于哪些情况？

月经本来很正常，但是量慢慢减少，最后不来了，这是怎么回事呢？这属于继发性闭经。正常月经停止6个月以上者或者按照自身月经周期计算，停止3个周期以上者。原因有很多种，按照性腺轴来算，从上到下，分为下丘脑性闭经、垂体性闭经、卵巢性闭经、子宫性闭经。怎么理解这些呢？①先说下丘脑性闭经，为何正常下达指令的司令部出问题了呢？常见原因有：功能性居多，精神应激、大量运动、体重骤减、某些药物。②垂体性闭经：也就是垂体分泌的激素不够，比如产后大出血造成垂体梗死，垂体肿瘤等。③卵巢性闭经：早发性卵巢功能减退（40岁以前卵巢功能衰竭而闭经），卵巢肿瘤，多囊卵巢综合征。这些疾病是卵巢本身功能出问题，分泌的雌、孕激素水平不够，子宫内膜是在雌、孕激素的作用下生长剥脱的，所以一旦卵巢出问题，自然就会发生闭经。④子宫原因：各种原因造成的宫腔粘连，子宫切除或者子宫内膜受损伤，也就是土地出问题了。

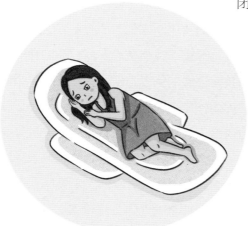

那么，继发性闭经原因这么多，怎么治疗呢？首先是治疗全身疾病，保持合适体重，调整运动量，消除心理因素，多囊卵巢综合征患者应首先降低体重（单列问题详细介绍）。其次是激素替代治疗，分为雌、孕激素序贯治疗（模拟正常月经周期，先服用雌激素半周期后再服用孕激素）和雌、孕激素联合（同时服用雌、孕激素）治疗，针对卵巢分泌激素有问题的患者。促排卵治疗或者辅助生育技术适用于有生育要求的患者。

5. 什么是多囊卵巢综合征？

多囊卵巢综合征（PCOS）是生育年龄妇女常见的一种复杂的内分泌及代谢异常所致的疾病，是最常见的女性内分泌疾病。临床症状主要为闭经、多毛、肥胖、不孕。不但影响内分泌功能，造成不孕不育，还可诱发多种疾病，此外还可影响体型及容貌。多囊卵巢综合征的病因尚不清楚，有研究表明可能是遗传与环境因素共同作用的结果。①遗传因素：多囊卵巢综合征具有家族遗传史。②环境因素：宫内环境、出生后的饮食结构和生活习惯等。下面我们就详细谈谈 PCOS，再说怎么治疗，正确认知，不用恐慌。

（1）月经紊乱：主要为闭经、月经稀发和功血。

（2）高雄激素相关临床表现

1）多毛：多毛是雄激素增多的重要表现之一。

2）高雄激素性痤疮：伴有皮肤粗糙、毛孔粗大，症状重、持续时间长、顽固难愈、治疗反应差的特点。

3）女性型脱发：PCOS 患者 20 岁左右即开始脱发。

4）皮脂溢出：患者头面部油脂过多，毛孔增大，鼻唇沟两侧皮肤稍发红、油腻，头皮鳞屑多、头皮痒，胸、背部油脂分泌也增多。

5）男性化表现：主要为男性型阴毛分布，一般不出现明显男性化表现。

（3）卵巢多囊样改变（PCO）：超声标准是单侧或双侧卵巢内卵泡 ≥ 12 个，直径在 2 ～ 9 毫米，和（或）卵巢体积（长 × 宽 × 厚 /2）> 10 立方毫米。同时可表现为髓质回声增强。

其他症状包括肥胖（向心性肥胖）、不孕（由于排卵功能障碍使 PCOS 患者受孕率降低，且流产率增高）。另外，因为高体重指数和胰岛素抵抗有关，患者生活质量和性满意度明显下降。诊断上遵循专家意见，查女性激素六项、甲状腺功能五项、糖耐量和胰岛素抵抗检测、酌情查肝肾功、血脂、盆腔超声等。

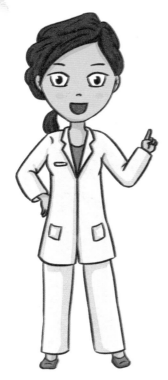

那么，治疗 PCOS 都有什么好办法呢？这个疾病属于妇科内分泌疾病，所以以药物治疗为主。介绍几种临床常见药物。

（1）口服避孕药：已作为 PCOS 妇女的一种传统的可长期应用的治疗方法，主要用于保护子宫内膜、调整月经周期，通过降低卵巢产生的雄激素改善多毛和（或）痤疮。

（2）促排卵药物治疗：常用氯米芬或者来曲唑。

（3）中成药辅助治疗：坤泰胶囊等。

另外还有手术治疗，用于同时有其他需要解决的妇科疾病时，腹腔镜下卵巢电灼或激光打孔治疗，术后促排卵治疗反应改善。一般不单独卵巢打孔治疗多囊卵巢综合征。

（4）体外受精技术（IVF）：对于难治性 PCOS 患者，IVF-ET 是一种有效的治疗方法。

比以上方法都重要的是健康的生活方式和饮食结构的调整：相当一部分患者是体重指数超标，胰岛素抵抗。应保证充足的睡眠，保持情绪稳定，合理饮食、运动、生活规律。如果体重超标，那么减轻体重是所有治疗中排在第一位的。饮食上多吃些蔬菜、水果，尤其是一些具有健脾利湿、化痰祛痰的食物，少食肥甘厚味，酒类也不宜多饮，且勿过饱。体重超标，胰岛素抵抗，都是将来糖尿病发病的基础，请大家务必重视控制体重。相信经过饮食和锻炼，随着体重下降，辅以药物治疗，会看到月经如期而至，排卵恢复，有生育要求的患者此时促进生育的成功率大大提高。治疗 PCOS 的同时，也就养成良好了的生活习惯，受益终生。

6. 断经可怕吗？如果特别不舒服，能用激素吗？

随着生活水平的提高，人均寿命的明显延长，越来越多的女性受到更年期的困扰。绝经综合征指的是妇女在绝经前后出现性激素波动或减少所致的一系列躯体及精神心理症状。卵泡耗竭，雌激素先波动后下降，以雌酮为主。卵泡刺激素（FSH）、黄体生成素（LH）升高。月经紊乱表现在月经周期缩短、黄体功能不全、排卵障碍、功血，最后绝经。

基础内分泌 FSH>10 IU/L 提示卵巢功能衰退。绝经标志：FSH>40 IU/L 且 E_2<10～20 pg/mL。了解到绝经综合征的各种症状基础，治疗上也是综合的。首先是心理治疗，以及镇静、谷维素调节自主神经功能紊乱。

然后就是性激素替代治疗，简称为 HRT。很多人谈激素色变，其实大可不必。我们要用的激素是雌、孕激素，而不是大家所恐惧的肾上腺糖皮质激素。雌、孕激素究竟有何功效？使用原则是：掌握禁忌证和适应证。主要用于缓解症状预防骨质疏松，使用药物、剂量和方案应个体化、规范化。使用最小有效剂量，卵巢功能开始减退时应用，并定期评估，治疗时间以 3～5 年为宜。具体使用方法如下。

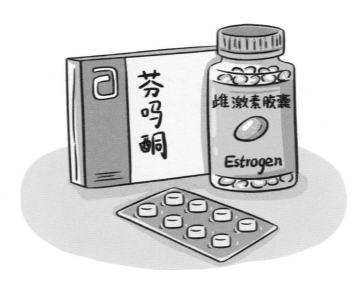

年轻者雌、孕激素序贯治疗，天然雌激素 21 ～ 25 天，最后 10 ～ 14 天加孕激素。商品名如芬吗酮。雌、孕激素连续应用：适用于绝经多年妇女。单雌激素：仅用于子宫切除者。单孕激素：适用于绝经过渡期功能失调性子宫出血。

使用雌、孕激素替代疗法，还需注意其副作用及危险性：子宫出血、子宫内膜癌、卵巢癌、乳腺癌、心血管疾病及血栓性疾病、糖尿病。

激素替代的禁忌证是：雌激素依赖性肿瘤，如乳腺癌、子宫内膜癌、其他肿瘤（肝、肾肿瘤，黑色素瘤）；肝肾功能障碍、血栓性疾病（下肢血栓性静脉炎）、血卟啉病；系统性红斑狼疮；镰刀形红细胞性贫血。

相对禁忌证：子宫肌瘤，子宫内膜异位症，糖尿病，高血压，癫痫。

郭瑞霞，张令雅

（十一）
妊娠滋养细胞肿瘤

 1. 滋养细胞疾病有哪些？

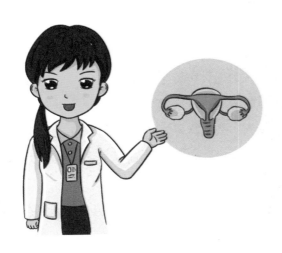

　　很多女性患者在得知得了滋养细胞肿瘤后大多都会不知所措，好像从来不知道还有这样一种疾病。其实，滋养细胞疾病是和妊娠相关的疾病，指一组源于胎盘滋养细胞的疾病，可以分为葡萄胎、侵蚀性葡萄胎、绒毛膜癌及胎盘部位滋养细胞肿瘤。不同的疾病表现不同，处理方法也不同。滋养细胞疾病是一个大的概念，像葡萄胎一般是多次刮宫或辅以预防性化疗。而绒癌则需要彻底的化疗。

2. 为什么我会得滋养细胞肿瘤？

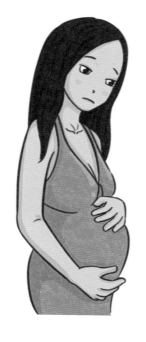

一位母亲哭诉，我有 2 个女儿，一直都想要个男孩，前 2 个月怀孕了，被检查出了滋养细胞肿瘤，可是引起滋养细胞肿瘤的原因是什么呢？对于这位母亲的问题，我们只能说滋养细胞肿瘤的病因还不很明确，大致可以分为以下几种。

（1）营养不良学说：实验动物中缺乏叶酸可致胚胎死亡，推测母体缺乏叶酸可能和滋养细胞肿瘤的发生有关。特别在胚胎血管形成期（受孕后 13～21 天），如营养物质中缺乏叶酸和组胺酸，会影响胸腺嘧啶的合成，从而导致胎盘绒毛的血管缺乏以及胚胎坏死。葡萄胎的绒毛基本病理改变也符合此点。

（2）病毒学说：有观点认为葡萄胎与病毒感染有关。20 世纪 50 年代有人曾在葡萄胎和绒癌组织中分离出一种滤过性病毒，称为"亲绒毛病毒"，并认为这种病毒是导致滋养细胞肿瘤的原因。但迄今 30 余年，未再有人证实这种病毒的存在。20 世纪 60 年代有学者通过电子显微镜检查滋养细胞肿瘤标本，见到一些细胞浆内的包涵体，类似实验性白血病中见到的病毒颗粒，因此提出滋养细胞肿瘤由滤过性病毒诱导所致的看法，但也有异议。

（3）内分泌失调学说：世界卫生组织综合报道，15～20 岁组葡萄胎发生率较 20～35 岁组为高，40 岁以上发病的危险性增加，50 岁以上妊娠后发生葡萄胎的危险性将是 20～35 岁者的 200 倍，此时期都为卵巢功能尚不完全稳定或已逐渐衰退故联想到滋养细胞肿瘤是否与卵巢内分泌功能密切有关，卵巢功能紊乱是否与产生的卵子不健全有关。

（4）孕卵缺损学说：葡萄胎的发生与孕卵异常有关。如上所述，小于 20 岁或大于 40 岁妇女中葡萄胎发生率较高，该年龄组妇女妊娠后自然流产率及新生

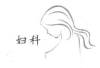

儿畸形率也高，可能与孕卵本身缺陷有关。

（5）种族因素：葡萄胎多见于亚洲各国，特别是东南亚一带更为多见，因此认为可能与种族有关。但种族问题与环境、气候、饮食习惯、水源、传染病、动物媒介等因素相关。

（6）细胞遗传异常学说：对染色质和染色体研究，发现绝大多数葡萄胎的滋养细胞均为性染色质阳性。性染色质在人胚胎的第 11 天的滋养细胞中出现，可存在于人的一生，在人的女性间质细胞中显示出 2 个性染色体的一个，在分裂期间可以被染色，因此在低倍显微镜下可以看见。

3．怎样早期识别滋养细胞疾病？

是不是停经、血尿人绒毛膜促性腺激素（HCG）升高就一定是怀孕了？答案是否定的，滋养细胞疾病也会有以上表现，我们了解到它是一组源于胎盘滋养细胞的疾病，根据组织学可将其分为葡萄胎、侵蚀性葡萄胎、绒毛膜癌及胎盘部位滋养细胞肿瘤。下面，我们具体说说它们都各有哪些症状？

（1）葡萄胎症状：停经 2 ～ 3 个月，继而阴道流血，多时可出现贫血，常伴腹痛，妊娠反应与妊娠高血压综合征较一般妊娠出现早且重。

（2）恶性葡萄胎症状：有葡萄胎史，葡萄胎排出后，不规则阴道流血，子宫复旧不好。

（3）绒毛膜上皮癌症状：继发于流产、足月产、早产、宫外孕后，不规则阴道流血，子宫增大，有转移病灶的表现。

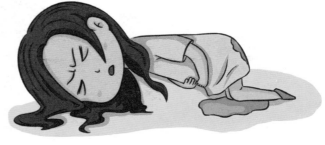

4. 怎样确诊滋养细胞肿瘤？

　　滋养细胞肿瘤绝大多数发生于妊娠之后，因此它的发病时间易于追溯，发展过程也易于观察，而且，这一类肿瘤细胞能分泌一种特殊的激素——人绒毛膜促性腺激素，有助于诊断并有利于对病情变化进行观察，因此，临床医生常常把人绒毛膜促性腺激素检查作为检测病情变化和评估疗效的重要指标。诊断主要依靠显微镜下的病理学特征。

5. 葡萄胎到底是良性还是恶性肿瘤？

　　滋养细胞肿瘤可分为良性和恶性，其中良性肿瘤指的就是葡萄胎，恶性肿瘤则包括一组疾病，其中最常见的就是侵蚀性葡萄胎(简称"侵葡"，以前也叫"恶葡")。良性葡萄胎是胚胎外层的滋养细胞发生变性，绒毛水肿而形成一串串水疱样组织，外观与葡萄极为类似，因而得名，中医上亦称伪胎、鬼胎。葡萄胎的病变局限于子宫腔内，不是恶性肿瘤。而侵蚀性葡萄胎则是葡萄胎组织侵袭进入子宫的肌层，或转移到子宫以外的其他器官，因此呈恶性行为。

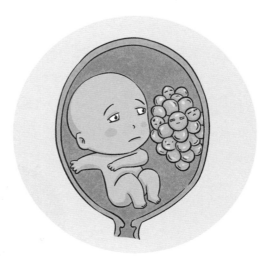

6. 葡萄胎和妊娠的区别有哪些？

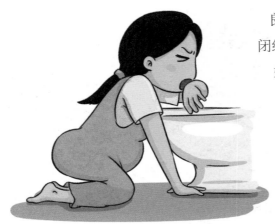

良性葡萄胎的症状常和妊娠相似，有闭经和妊娠反应。但妊娠反应常比正常妊娠早而明显，闭经 6～8 周即开始出现不规则阴道流血，最初出血量少，呈暗红色，时出时止，逐渐增多，连绵不断，因而患者常出现不同程度的贫血。当葡萄胎要自行排出时（常在妊娠 4 个月左右），可发生大出血，若处理不及时，可导致患者休克，甚至死亡。在排出的血液中，有时可见混有透明的葡萄样物，如有发现则对诊断帮助很大。

在约 10% 患者中，除妊娠剧吐外，还可出现蛋白尿、水肿、高血压等妊娠期高血压疾病，甚至可出现子痫症状，发生抽搐和昏迷。也可发生心力衰竭。因正常妊娠很少在妊娠 20 周前出现妊娠期高血压疾病，如有发生应立即怀疑为葡萄胎。有时患者也可有心慌、气短，过去认为是合并心脏病，近年来知道是由于 HCG 增加导致甲状腺功能亢进所致。在葡萄胎中腹痛并不常见，即使有也属急性腹痛，主要发生于初孕妇子宫异常增大者，当葡萄胎将排出时，可因子宫收缩而有阵发性腹痛，此时常伴有出血增多现象。葡萄胎患者不会肺转移，若是伴发有咯血症状者，葡萄胎排出后咯血就会立即消失。

张明川

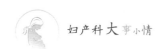

（十二）
不孕症

1. 不孕症和不育症的区别有哪些？

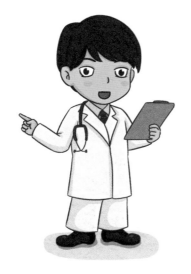

女性无避孕性生活至少 12 个月而未孕称为不孕症。对男性则称不育症。对于女方而言，可以怀孕，但是总是胚胎停育或者其他原因造成无法孕育健康胎儿，以前也称不育症，但现在有更精细的分类，有复发性流产、宫颈功能不全等原因。从来没有怀过孕的为原发性不孕；以前怀过，而后未避孕 12 个月未孕的为继发性不孕。一说起不孕，大家习惯性先查女方，但是我想告诉大家，最简单的是先查男方，禁房 3～5 天，查精液常规。排查男方后，如果有问题，先治疗。如果没问题，集中力量检查女方。这样节省时间，效果好。不孕不育有很多影响因素，在此想提醒大家，通过正规医院有序地检查，捋出思路，找出症结所在，化繁为简，有的放矢。切忌觉得羞涩难言，自行搜索，乱投医，自己分析或者听周围并没有执业医师证或者没有妇产科临床专业知识人群的任意的所谓指点，往往造成沉重的心理负担、经济的损失，还会影响夫妻感情，给家庭造成极大困扰，严重影响生活质量。

2.不孕症检查的基本流程是什么？

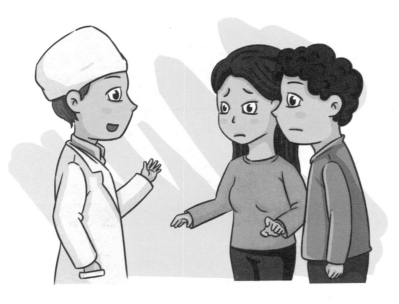

怀孕是一个综合复杂的过程，精子质量达标，输卵管通畅，排卵正常，子宫内膜发育同步，为受精卵的着床做好准备。所以，不孕症的检查就根据这几项有序检查。检查的基本流程是这样的：男方禁房3～5天查精液常规，问诊包括女方月经周期、婚育史、有没有不良孕产史。化验检查包括：性激素测定（月经周期第2～4天晨空腹抽血检查），监测排卵（从月经第10天开始超声检查），子宫输卵管造影（月经干净3～7天之间做，排查阴道炎之后才可以做）。这些是临床常用检查和检查的时间点。当然，还有基础体温测定，宫腔镜、腹腔镜的检查，这些一般是经过初步检查有问题，手术时候一并解决问题的，一般也是安排在月经干净3～7天之间做。另外，有关不孕不育方面的检查非常多，鱼龙混杂，比如输卵管通液，如果是输卵管造影显示输卵管间质部不通畅，那么仅仅靠通液是不能解决问题的。需要宫腔镜输卵管插管试行解决。如果造影显示是输卵管远端积水，那么通液就更不合适了，会造成患者腹痛，输卵管积液加重。有时候因为输卵管积液较多，还会发生扭转引起剧烈腹痛，需要急诊手术解决。

张冬雅

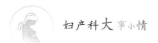

（十三）
计 划 生 育

1. 避孕方法如何选择？

先介绍一下常用的避孕方法。①宫内节育器：市面上常见的有 T 形环，V 形环，母体乐，吉妮环，爱母环，还有曼月乐。②激素类避孕药：常用短效口服避孕药，需要每天服用，1 天 1 片，服用 21 天，停 7 天，也有直接做成 28 天药物的，便于记忆。对应的有长效口服避孕药，长效避孕针。缓释避孕药（皮下埋置、阴道避孕环、避孕贴片）。③紧急避孕药：不推荐反复使用，因为不良反应大，不能替代常规避孕。④外用避孕：阴茎套、阴道套等。在这里，尤其提醒大家，所谓安全期避孕是不可靠的，避孕应该选择安全系数高的措施。那么怎么选择呢？选择短效口服避孕药、宫内节育器、避孕套都是可以的，请记住，人流的伤害才是需要慎重考虑的。如果，生育前，又有青春痘，那么选择短效口服避孕药可以同时调整月经周期，改善面部皮肤。当然，如果是妇科内分泌疾病，比如多囊卵巢综合征，那就需要更多检查确诊，从而综合治疗。生育后的妇女，大多选择宫内节育器。放置时间一般在月经干净后 3～7 天，排查阴道炎症之后。

大多数门诊咨询的问题集中在两方面：一是担心宫内节育环属于内置物，心理有排斥，或者担心月经过多，经间期出血或者淋漓出血。二是担心口服避孕药是激素，容易长胖或者长肿瘤等。如前所述，首先我们不能存侥幸心理，觉得安全期避孕有效，或者不会那么正巧就怀孕了。怀孕流产的风险和远期并发症大家都容易忽视，再加上有些广告的误导，让人觉得人流很简单，不耽误工作，睡一觉几分钟就好了。其实，只要是流产，孕囊和子宫内膜那一层都要剥脱干净，才进入下一个新的月经周期。组织伤害和恢复过程都是一样的。所以预防永远大于治疗，避孕是人类伟大的发明之一，我们需要酌情选择好适合自己的就好。那么说到避孕药，分为短效和长效两种，短效的顾名思义需要每天都服用，漏服容易导致体内雌、孕激素的波动，引起阴道不规则出血。长效避孕方法包括长效避孕针、皮下埋植、左炔诺孕酮宫内缓释系统（LNG-IUS）、宫内节育器（IUD）4 种方法。这 4 种方法是可逆的，所以也称为长效可逆避孕方法。目前，我国未婚人群最常使用的避孕方式前 4 名分别是：安全套、体外排精、安全期避孕、紧急避孕药。这几种方法比较起来，安全套接受度比较高，体外排精和安全期避孕本身就不能归到有效的避孕方法中，意外怀孕的可能性很大。紧急避孕药不能作为常规方法反复使用。因为是高效合成孕激素，容易引起内分泌紊乱。因此建议紧急避孕药每年使用不超过 3 次，每月最多使用 1 次，并落实可靠长久的避孕措施。

2. 如何将人流的伤害降到最低？

门诊经常会遇到年轻姑娘说，我要做人流，大夫你给我开最好的药，我想把损伤降到最低。我想告诉大家，这个想法本身就是错误的。进入育龄期，只要有性生活，避孕都是需要考虑的，在决定要孩子之前，请做好避孕措施。这才是把伤害降到最低的正确理解。人流手术的本质，是需要将妊娠囊以及子宫蜕膜都清理干净，本身就是创伤性的手术，出血、剥离面都是很好的感染机会。就算现在我们可以轻易获得广谱抗生素预防感染，子宫内膜的损伤又该如何避免呢？子宫内膜正常情况下随着体内激素的变化而变化，周期性剥脱出血、增生，转化为分泌期内膜，再剥脱，周而复始。但是宫腔的手术，是利用器械将内膜刮除干净，是被动的剥离，所以会损伤，严重的会发生宫腔粘连。就像我们的农田，如果土壤变成了盐碱地，又该如何种庄稼呢？所以，请大家一定慎重对待人流，端正态度，不要被电视广告上的文字游戏：可视人流，超导，不耽误上班等蒙蔽，以为现代医学会避免所有不利因素。现代医学的发展使得我们有了生育选择的权利，我们要做的就是选择避孕方式，用好避孕工具，这样才是对自己身体负责的态度。

　　但是如果真是意外怀孕，作为非常被动的补救措施，需要流产来终止妊娠的时候，大家还是要去正规医院，由专业的妇产科医生判断选择合适的方法。再次提醒各位，药物流产和人工流产是两种方法，必须由妇产科大夫正规书写门诊病历后开具。药物流产的药物必须在医院服用，在医院观察，而不是从哪个熟人那随便吃了，坐等来一次月经就好了这么简单，人工流产也同样是一个不容小觑的手术。每年都有因为流产而出现的严重并发症，甚至危及生命。希望大家在自己如花的年纪，保护好自己，对自己高度负责。

3. 人工流产和药物流产的区别有哪些？

如果因为各种原因，我们需要终止妊娠，那么对于早期妊娠，一般指停经49天以内的妊娠，最常见的问题就是人流和药流哪个好？如何选择？首先，还是纠正一下概念，流产的伤害都是一样的，伤害最小的方法就是避孕。如果必须终止，来看看这两种方法的区别。

药物流产指的是停经49天以内，宫内孕的终止方法。只要看到宫内妊娠囊，那么越早用药，完全流产率越高。必须是超声诊断宫内孕后方可用药。但是，药物流产的用药方法非常严格，有着严格的服用方法，而且，药物是管控药，是应该在医护人员监护下使用的，所以是留院使用的。但是现实中，很多女孩子通过非法途径拿到药流药，私自使用，一是流产率不能保证，二是将自己置于非常危险的境地，三是后续并发症多，本来图省事，但往往因为不全流产或者感染二次就诊，造成经济和健康的损失。

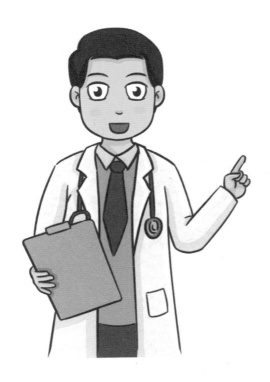

那么，人流呢，就是人工流产，即清宫术，适用于终止孕40～60天之间的早孕，也是必须证明是宫内孕，而且孕囊1厘米左右，以免孕囊太小，容易漏吸或者清出组织不便于观察。是在门诊手术间完成的。经过简单的术前检查，医生筛查后，家属陪同，并知情同意，签字后，在全麻下施术。手术过程很快，几分钟。但是人流的并发症需要引起重视，目前开展的都是无痛人流，那么麻醉可不是闹着玩的，是必须由专业麻醉医生进行的，以保证手术过程的安全。流产后需要服用抗生素等药物预防感染，还有流产后关爱项目，在正规医院会获得专业的指导，避免反复人流，对于今后的生育造成不可挽回的影响。

如果是 60 天以上的早孕，人工流产当然可以，但是鉴于孕囊大，还是建议住院，先用药物诱发流产，等待大部分组织流出时候，适当轻柔地清宫，患者痛苦较小。还是那句话，避孕才是王道。

张冬雅

（十四）妇产科常用特殊检查

1. 妇科体检项目如何选择？

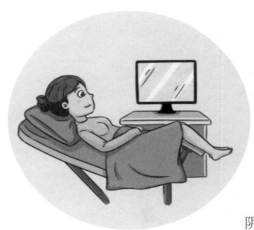

随着体检意识的深入，定期体检的人越来越多。那么妇科有哪些检查项目，我们又该如何选择呢？

首先，大家比较关心的乳腺体检属于乳腺外科，很多朋友都跑到妇科了。其次，妇科体检针对的就是外阴和盆腔了，检查比较简单，妇科检查主要是医生通过观察，看外阴有无异常赘生物或者溃疡结节等，阴道分泌物是否正常，如果有问题，医生直接取材送化验。宫颈排癌检查是重点，对于性生活3年以上的女性，都可以检查，检查很简单，无痛苦，就是用刷片在宫颈刷取细胞放入特定的保存液中，分薄层液基细胞学检查（TCT）、人乳头瘤病毒检查（HPV）、还有E6/E7mRNA检测（用于判断HPV在宫颈细胞的复制情况）。一般需要3天出结果。然后是双合诊触摸子宫和附件区看有无包块、压痛等异常情况。必要时三合诊判断盆底情况。辅助检查主要指盆腔彩超检查，分为经腹超声（需要憋尿），阴道超声，经肛门超声。

对于年轻妇女基础检查这些就够了。如果到了 45 岁左右，进入肿瘤重点筛查的年龄段，可以增加查肿瘤标志物、腹部超声、泌尿系超声、乳腺超声、甲状腺超声，多一些整体方面的考虑。在此，特别提醒广大妇女同胞，妇科大多数疾病是可防可治的，早筛查非常重要。每当看到中晚期的妇科恶性肿瘤，医生都非常痛惜，因为早发现预后就完全不一样了，所以定期体检是必须的。

2. 性激素六项检查的意思和解读有哪些？

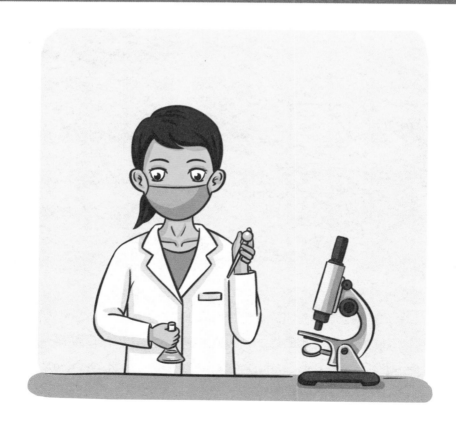

随着该项检查的普及，门诊患者自己也会要求查性激素六项。那么这个检查有什么用呢？一般什么时候查，怎么查？对于女性不孕者或者月经不调者，通常医生会开出月经来潮第 2～5 天的性激素六项检查，包括垂体分泌的促性腺激素［卵泡刺激素（FSH）、黄体生成素（LH）、催乳激素（PRL）］和卵巢分泌的性激素［雌激素（E）、孕激素（P）、雄激素（T）］。通过检测这些血清的激素水平，可了解女性的卵巢基础功能，并对生殖内分泌疾病进行诊断。这一段时间属于卵泡早期，可以反映卵巢的功能状态。但对于月经长期不来潮而且又急于了解检查结果者，则随时可以检查。下面简单介绍一下各项激素检查的意义。

（1）FSH 和 LH

1）卵巢功能衰竭：基础 FSH>40 国际单位／升、LH 升高或 >40 国际单位／升，为高促性腺激素（Gn）闭经，即卵巢功能衰竭；如发生于 40 岁以前，称为卵巢早衰（POF）。

2）基础 FSH 和 LH 均 <5 国际单位／升为低 Gn 闭经，提示下丘脑或垂体功能减退。下丘脑－垂体功能低下；用 GnRH-a 垂体抑制性药物注射后；妊娠期、哺乳期、雌孕激素（避孕药）治疗期间。

3）卵巢储备功能不良（DOR）：基础 FSH/LH>2.0～3.6 提示 DOR（FSH 可以在正常范围），是卵巢功能不良的早期表现。

4）基础 FSH>12 国际单位／升，下周期复查，连续 >12 国际单位／升提示 DOR。

5）多囊卵巢综合征（PCOS）：基础 LH/FSH>2～3，可作为诊断 PCOS 的主要指标（基础 LH 水平 >10 国际单位／升即为升高，或 LH 维持正常水平，而基础 FSH 相对低水平，就形成了 LH 与 FSH 比值升高）。

6）检查 2 次基础 FSH>20 国际单位／升，可认为是卵巢早衰隐匿期，提示1 年后可能闭经。

（2）雌二醇（E_2）：由卵巢的卵泡分泌，主要功能是促使子宫内膜增殖，促进女性生理活动。

1）基础雌二醇 >165.2～293.6 皮摩尔／升（45～80 皮克／毫升），无论年龄与 FSH 水平如何，均提示生育力下降。基础 E_2 ≥ 367 皮摩尔／升（100 皮克／毫升）

时，卵巢反应更差，即使 FSH<15 国际单位 / 升，也基本无妊娠可能。

2）基础雌二醇水平 <73.2 皮摩尔 / 升，提示卵巢早衰。

3）监测卵泡成熟和卵巢过度刺激综合征（OHSS）的指标。

（3）催乳素：在非哺乳期，女性血 PRL 正常值：5.18～26.53 纳克 / 毫升。PRL 水平随月经周期波动较小，但具有与睡眠相关的节律性，大约上午 9～10 点是其分泌的低谷，应在此时空腹抽血。PRL 的分泌受多种因素的影响，例如饱食、寒冷、性交、情绪波动、刺激乳房等均会导致 PRL 升高。所以不能仅仅看到这一个值升高就恐慌，交由专科医生分析解答就好了。

（4）雄激素：女性短期内出现进行性加重的雄激素过多症状及血清雄激素升高往往提示卵巢男性化肿瘤。多囊卵巢综合征：睾酮水平通常不超过正常范围上限 2 倍，血 T 值呈轻度到中度升高，这既是长期不排卵的结果，又是进一步影响排卵的原因。

（5）孕酮（P）：黄体中期（月经周期 28 日的妇女为月经第 21 日）P>15.9 纳摩尔 / 升提示排卵。使用促排卵药物时，可用血孕酮水平观察促排卵效果。诊断黄体功能不全（LPD）：黄体期血孕酮水平低于生理值，提示黄体功能不足、排卵型子宫功能失调性出血。

综上，女性激素的检查属于妇科内分泌范畴，一张化验单的判读需要专科医生来综合考虑解答，不要因为某一个值增高而妄下结论，造成不必要的担忧。

3. 妇产科内镜知多少？妇科微创的意义是什么？

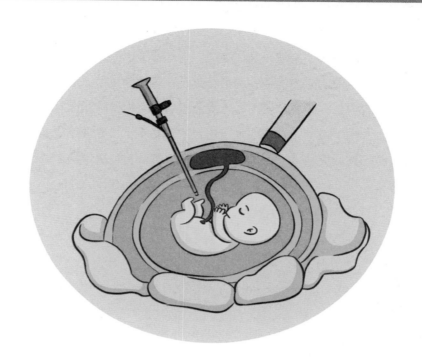

　　进入微创时代，大家都知道内镜，那么内镜到底是什么呢？内镜检查是用冷光源探视镜头经人体自然孔道或人造孔道探视人体管、腔或组织内部，窥视体内结构或病变的一种检查方法，可以进行检查或者手术。用于检查病变的称为诊断内镜，同时对病变进行治疗称为手术内镜，妇产科内镜包括胎儿镜、阴道镜、宫腔镜、腹腔镜和输卵管镜。

　　胎儿镜顾名思义就是给胎儿做手术用的，适用于双胎输血综合征病例和其他胎儿疾病。阴道镜是用于诊断宫颈疾病的内镜，有了阴道镜的帮忙，医生的"鹰眼"就更能捕捉到微小病灶了。结合宫颈防癌刷片检查，早发现、早治疗宫颈疾病。宫腔镜顾名思义是用于宫腔疾病的检查和治疗的。宫腔镜就像一副眼镜，带着我们进入宫腔，真正地看到宫腔、宫颈管的病变，手术操作镜装上手术器械如电切环等，就可以进行手术操作了，常用于子宫黏膜下肌瘤、子宫纵隔、子宫内膜息肉等疾病治疗。腹腔镜就是进入腹腔，观察盆腹腔的装置，临床主要用于手术治疗，完成盆腹腔的手术，例如子宫切除术、卵巢肿瘤切除、盆腔包块切除术等。内镜技术近年来突飞猛进，带领我们走入了微创时代，为广大爱美的女同胞带来福音。腹腔镜又发展了单孔腹腔镜、迷你腹腔镜、经阴道单孔腹腔镜。目的都是既解决治疗又尽可能美观，满足女性同胞的爱美之心，另外恢复快，和传统开腹手术比较，有着明显的优势。但是，对于一些较为复杂或者晚期的病例，专科医生需要综合考虑，必要时候选择开腹手术。不能为了腔镜而腔镜。

　　妇科微创并不仅仅指腹腔镜手术，还包括阴式手术，需要术者有一定的阴式手术技巧。至于选择哪种术式，是依据患者病情综合讨论决定的。

张冬雅

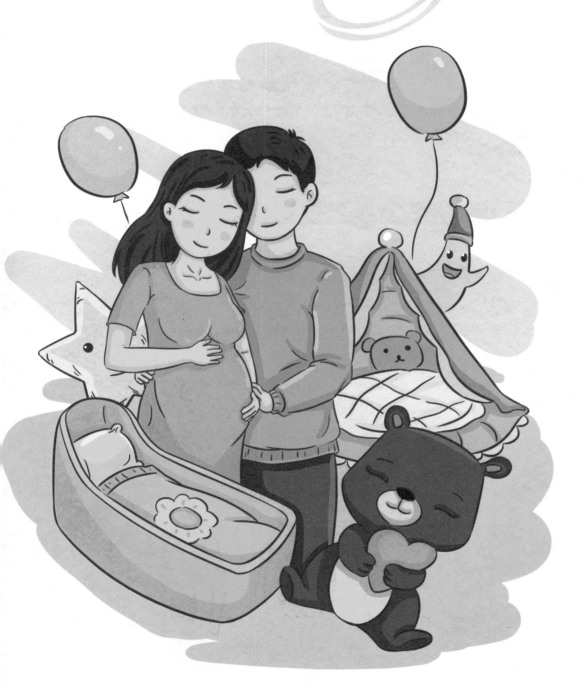

产 科

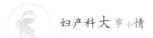

（十五）
女性生殖系统解剖及生理

1. 什么是处女膜？女生初夜一定会"见红"吗？

　　女性阴道口边缘覆有一层薄的黏膜皱襞，称为处女膜，其内含结缔组织、血管及神经末梢。处女膜的最初形态并不是膜，而是一层很厚的肉，因为在青春期前女性的阴道黏膜还很薄弱，不能有效地阻挡细菌，此时的处女膜发育较厚，可以很好地保护女性未发育完全的生殖系统。伴随着年龄增长和身体发育，女性生殖器逐渐具备抵御细菌的能力，处女膜就逐渐变得薄弱，成年以后女性的处女膜厚1～2毫米，这时候剧烈运动或者是性行为都有可能使其破损。在古代女孩十五六岁就结婚这是常有的事，这就意味着还没有发育完全就要接受性行为，这个时候的处女膜又厚又坚韧，过程就必然是痛苦和血腥的。

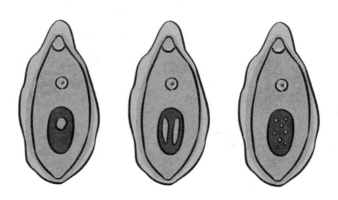

处女膜不是一层完整的薄膜，如果是完整的膜，那么没结婚的女孩子月经血是怎么流出来的？女性的处女膜多在中央有一孔，呈圆形或新月形，少数呈筛状或伞状，分为环形处女膜、有隔处女膜、筛状处女膜等。洞房时环形处女膜的女性痛感是最轻的，有隔处女膜除见红外还会有较大的疼痛，而筛状处女膜最为薄弱，很有可能在初次性生活之前就因为各种原因发生了破损。另外就算是初夜处女膜破裂流血了，身为男性也不一定能发现，一是因为出血量会很少，二是因为血也不会马上就流出来。所以从医学上来讲初夜不流血并不代表不是处女。

　　处女膜因距离阴道口较近，稍有不慎就会造成处女膜的破裂。造成处女膜破裂的原因有多种，大家最熟悉的一种就是女性在首次发生性行为时，处女膜会破裂出血。此外，在发生以下这些意外时，处女膜也会破裂出血。如有的女性在参加跳高、骑马、武术等剧烈运动时；有的女性在清洗外阴部甚至自慰时；而有的女性幼年无知，将异物塞入阴道也会使处女膜破裂。

　　长期以来的传统观念认为，处女膜就是处女的标志，处女膜的破裂就意味着女性不再是处女。这是一种封建的思想，仅凭处女膜的破裂来界定处女是很片面的。首先，从前面所介绍的处女膜破裂的原因来看，绝不能单纯地从处女膜的完整性来判断女性是不是处女。有的女性确实没有性生活，却因一些意外而使得处女膜发生了破裂。此外，有的女性处女膜虽然完整，但确实发生过性行为。这是因为这些女性的处女膜较松弛，处女膜孔也较大，在性交后处女膜可不发生破裂。总之，处女膜的破裂与女性是否发生过性行为并无必然联系，也就更不能单凭处女膜的完整性来判断女性是否为处女。

2. "石女" 会来月经吗？

　　何为"石女"呢？"石女"，也称为石芯子、实女，民间一般用这个词来称呼先天无法进行性生活的女性。月经是伴随卵巢周期性变化而出现的子宫内膜周期性脱落出血。规律月经的出现是生殖功能成熟的重要标志。那无法进行性生活的"石女"能来月经吗？

月经来潮前提是阴道、子宫及卵巢结构及功能完好。石女一般分为两种，即所谓的"真石（内石）"和"假石（外石）"。真石女属于先天性的阴道缺失，指生殖器官中阴道或者是阴道和子宫的发育不良或缺失；假石女则属于处女膜闭锁（或肥大）或者阴道横膈，指阴道及其他生殖器官发育良好，仅因为阴道或处女膜的异常情况而造成的阴茎无法进入。真石女因先天性无阴道常常也无子宫，因此不来月经，仅少数人有子宫，也会因经血不能外流而有每个月1次，逐渐加重的小腹痛。假石女阴道及其他生殖器官发育良好，所以有周期性月经。

"石女"这种先天性缺陷并非一生下来就能引起人们的注意，有的人是到了青春发育期迟迟不来月经，另有些人甚至是到了洞房之夜不能性交才被发现。"石女"成因常见为两种：一种是由于基因突变引起染色体变异，导致生殖器官发育畸形。一种是孕妇在怀孕早期误吃药，例如用孕酮保胎，或者服用抗癫痫药，药物中所含的成分能够影响胎儿生殖器官的正常发育。

对处女膜闭锁（或肥大）或者阴道横膈，治疗方法是手术切开；对于先天性的阴道缺失治疗原则就是重建阴道。人工阴道成形方法多种多样，有非手术疗法，即应用顶压的手段，逐渐把正常阴道位置上的闭锁的前庭黏膜沿阴道轴方向向头侧端推进，形成一人工腔穴。这一方法需要治疗时间长，形成的人工阴道短。如果组织弹性差，则难以成功，现已基本废弃。手术疗法主要是在尿道膀胱与直肠之间分离，形成一个人工腔道，应用不同的方法寻找一个适当的腔穴创面覆盖物，重建阴道，常见的覆盖物有腹膜、肠管、皮肤黏膜、羊膜、生物材料等，手术成功的关键在于内衬物无感染、粘连、肉芽组织增生等，且具有一定分泌、防御功能。

吴杰

（十六）妊娠生理及诊断

1. 同房后多久可以验孕？

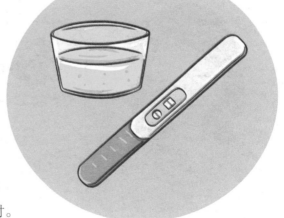

首先我们先了解一下受精的过程。①精液射入阴道，通过颈管进入宫腔，与子宫内膜接触后，经一系列反应精子具有受精能力。②卵子从卵巢排出经过输卵管伞端进入输卵管，等待在受精部位：壶腹部和峡部连接处。③受精：精子和卵子结合为受精卵。发生时间为排卵后12小时，整个受精过程约需24小时。④受精卵于受精后第3天，形成桑椹胚（早期囊胚），受精后第4天，形成晚期囊胚，受精后第6～7天，晚期囊胚透明带消失之后侵入子宫内膜的过程，为受精卵着床。

人绒毛膜促性腺激素是一种糖蛋白激素，在受精卵着床后1日可自母体血清中测出。妊娠8～10周达高峰，以后迅速下降，产后2周内消失。女性排卵期受精后，受精卵着床并产生 HCG 需要 6～7 天，但水平较低，可通过验血测得 HCG 值。验孕棒是通过测尿里的 HCG 来判断是否怀孕的。HCG 真正开始大量分泌是在受精卵着床 11 天，所以，想通过尿验孕要等到同房 11 天后再测。

若受孕，在同房 8～11 日可通过验血测得 HCG 值，想通过尿验孕要等到同房 11 天后再测，血 HCG 比尿 HCG 出现得早，而且血 HCG 检查要更准确。

需要注意的是，虽然许多种验孕工具上都表明女性在错过正常经期 1 天之后便可做怀孕自测，但实际上，不是所有怀孕女性排放 HCG 激素的速度和数量都相同，这是因人而异的。过早地做尿液测试，所呈现的阴性反应可能是错误的。

2. "酸儿辣女"有科学依据吗？

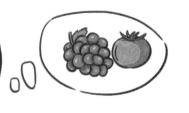

怀孕后，很多准妈妈特别喜欢吃酸或吃辣，所以有了"酸儿辣女"的说法。那么，怀孕后为何喜欢吃酸呢？"酸儿辣女"的说法是否科学？

怀孕后喜欢吃酸的原因：①自身的营养需要。孕妇吃酸能够满足自身和腹中胎儿的营养需要。一般怀孕 2～3 个月后，胎儿骨骼开始形成。构成骨骼的主要成分是钙，要使游离钙形成钙盐在骨骼中沉积下来，必须有酸性物质参加。酸性物质能提高膳食中钙质的溶解度，利于吸收，有助于胎儿骨骼的形成和发育。②酸味食物能增加食欲。妇女在怀孕以后，胎盘分泌出一种叫"绒毛膜促性腺激素"的物质，抑制了胃酸的分泌，使消化酶的活性降低，影响了孕妇的食欲和消化功能，因而出现食欲减退、恶心呕吐、挑食等"早孕反应"。酸味食物能刺激胃酸分泌，孕妇多吃点可弥补胃酸的不足。

怀孕后，子宫扩大，对消化系统的脏器进行挤压，导致孕妇食欲出现偏差。同时，怀孕后人的激素水平也会发生变化。怀孕女性胎盘会分泌 HCG，会影响胃酸分泌，人的食欲就会下降。换成是你，在食欲缺乏的时候，是不是也想吃点刺激性的东西提提神？酸味食物和辣味食物，让人想到就流口水，孕妇当然也是这么想的。所以，怀孕之后变得想吃酸味食物和辣味食物非常正常。至于为什么会出现有些人想吃酸味食物，而有些人想吃辣味食物，则完全取决于个人喜好。目前没有研究能明确证明口味偏好和胎儿性别有关系，靠孕妇对食物的酸辣程度喜好进行辨别更是完全没有根据。

但需要注意的是酸味食品并不等于酸性食物，像柠檬、山楂、柑橘、杨梅、番茄、葡萄等酸味食品，经过人的消化吸收和代谢后，有机物变成了水和二氧化碳，后者经肺呼出体外，剩下的钾、钠、钙、镁等阳离子占优势，实际上属于碱性食物。所以准妈妈们孕期要均衡营养，才能满足自身营养需求，保证胎儿正常发育。

3. 羊水是宝宝的尿液吗？

相信很多爸爸妈妈都会有一个疑惑，羊水到底是什么东西？羊水是古名词，来源为中医阴阳理论。阳、羊二者同音，代表人类生命之始，离不开阳，故称人类生命起始之源为"羊水"。大家都知道，胎儿通过脐带从妈妈的身上获得营养，那么，羊水是宝宝代谢以后排出的尿液吗？在很多人的脑子里，羊水就是宝宝的尿液，那么事实真的如此吗？

宝宝的尿是羊水的来源之一。其实，羊水里面包含的物质，没想象中的那么丰富，羊水的成分 98% 是水，2% 是少量无机盐类、有机物、激素和脱落的胎儿细胞。羊水的成分除了因人而异之外，也随着怀孕周数而变化，造成这种差异的原因很复杂。在整个怀孕过程中，羊水是维持胎儿生命所不可缺少的重要成分。在胎儿的不同发育阶段，羊水的来源也各不相同。

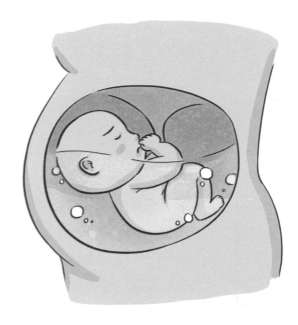

在孕早期，妈妈的血液是主要原料。卵子受精后 11～12 天完全种植在子宫内膜中，随着胚胎的发育，周围逐渐形成羊膜腔，受精卵周围涌出的母体血液因细胞间的浸透压力作用汇入羊膜腔成为最初的羊水。随着胚胎的器官开始逐渐发育，其他诸如胎儿的尿液、呼吸系统、胃肠道、脐带、胎盘表面等，也都成为了羊水的来源。胎儿在孕期 10 周左右的时候就开始具备肾脏功能，在那之后他就开始在妈妈肚子里喝羊水，再把小便排进羊水里。从怀孕 15 周起胎儿的皮肤出现角化，到 20 周为止，胎儿的血浆成分和水分渗入羊膜腔，也会成为羊水。妊娠晚期胎儿肺参与羊水的生成，每日 600～800 毫升液体从肺泡分泌至羊膜腔内。

羊水中的的确确存在着一些尿液，但是，不全是宝宝的尿液。不同时期，羊水的来源是不同的。在羊水形成的同时，胎儿胃肠道可以吞咽较多的羊水，从而取得羊水量的平衡。孕 4 个月时羊水量约为 200 毫升，至孕 34～35 周时为 980 毫升，孕 38 周约 1 000 毫升，以后羊水也会稍减少，至孕 40 周时约为 800 毫升。到孕 42 周之后羊水会进行性减少，临床上医生常常依据羊水量的多少来了解胎儿在宫内是否健康。

适量的羊水在妊娠期，能缓和腹部外来压力或冲击，使胎儿不至直接受到损伤。能稳定子宫内温度，使其不至有剧烈变化。羊水中还有部分抑菌物质，这对于减少感染有一定作用。在分娩过程中，羊水形成水囊，可以缓和子宫颈的扩张。

4. 卵巢保养靠谱吗？

俗话说，"女大十八变，越变越好看"，这其中卵巢功不可没。卵巢是女性特有的性腺，它主要产生卵子和分泌雌激素、孕激素和少量雄激素，对于维持女性的青春、美丽和正常的生理功能起到重要作用。然而人体是一个统一和谐的有机整体，每一个器官都不能独自发挥其生理功能。如卵巢分泌的性激素，靠的是下丘脑－垂体－卵巢轴的协同作用。各器官之间相互制约、相互影响，女性从出生到衰老的过程，也是下丘脑－垂体－卵巢轴由功能逐渐发育成熟到衰老的过程。所以说，卵巢功能衰退是不可逆的，这是人生之旅中自然的客观规律，也是不以人的意志为转移的。

"卵巢保养产品"无科学依据：

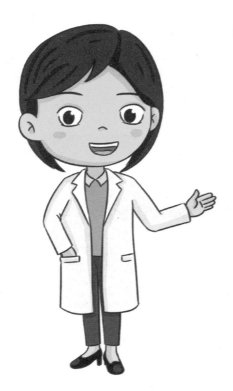

（1）市面上多数卵巢保养产品打着"中医调理"的旗号，但自古以来，中医的典籍中无"卵巢保养"一说。采用活血化瘀的中草药对气滞血淤引起的妇女痛经、月经不调有一定的治疗作用。而能刺激卵巢分泌雌激素，可以养颜防衰老的说法就毫无科学依据。

（2）女性月经周期就相当于一个轴，由丘脑－垂体－卵巢－子宫形成轴线，各器官间相互制约、相互影响，因此，只对卵巢保养，根本无法改善其他器官的分泌，也达不到所说的青春永驻作用。所以从科学的角度讲，卵巢保养之说是没有根据的。

（3）40 岁以下的健康女性自身分泌的雌激素足够协调自身的生理需求，根本不要接触这类产品。如果长时间使用激素类或成分不明的美容药物，会造成过量激素的摄入，还有可能导致患上乳腺癌、子宫内膜癌等疾病。

（4）若女性卵巢分泌功能出现病变，需要到正规医院请医生抽血检测卵巢的激素水平才能做出正确诊断。根据结果提示激素不足则需要补充，但有的人激素水平过高，就需要减了。市面卵巢保养产品一味强调促进雌激素分泌，有时候反而会适得其反。

（5）通常情况下，每个女性体内卵泡数目从出生后就是一定的。也就是说，每个妇女的卵巢功能是与生俱来的。当然，卵巢功能还和一些疾病有关。通过人为手段很难延缓卵巢功能衰退。

> 综上所述，所谓卵巢保养，不过是一个美丽的神话。防治卵巢早衰，关键是调整好心态，加强自我保健。也可在医生指导下，采用雌激素替代疗法来改善症状。

5. 孕期尿频正常吗？

孕期尿频，是怀孕期间最常见的现象。一是因为怀孕后母体的代谢产物增加，同时婴儿的代谢产物也要由母体排出，因而大大增加了肾脏的工作量，使尿量增加。二是由于妊娠的早期和晚期，增大的子宫或胎头下降压迫膀胱，使膀胱的容量减少，引起小便次数增多而且总有尿不完的感觉，这就是尿频。

（1）正常孕妇的尿频是指有以下表现：①小便次数增多，白天超过7次，晚上超过2次，且排尿的间隔在2小时以内。②小便时没有尿急、尿痛、发热、腰痛等现象。③尿色正常，不混浊，没有血尿现象。

宝宝出生后，尿频很快就会得到缓解。但在产后的前几天内，尿频现象依然会存在，小便的频率和尿量甚至会比怀孕时还高。这是因为身体要排出怀孕期间体内滞留的额外液体。几天后，小便频率就应该恢复到怀孕前的正常状态，不像以前那么尿频了。

（2）如果在排尿时感到疼痛或有烧灼感，或者尽管有强烈的想排尿的感觉，但每次只能尿出几滴，那就应该去医院就诊了。这可能是尿路感染的征兆。尿路感染是一种在孕妇中十分常见的细菌感染，如果不加以治疗，可能会导致肾炎或早产，或两者都有可能发生。病理性尿频表现：①小便次数增加，白天排尿超过 7 次，晚上排尿超过 2 次以上，且排尿间隔在 2 小时以内。②伴有尿急、尿痛、发热、腰痛等现象，总觉得尿不干净。③尿液混浊，甚至出现血尿。④出现多渴、多饮、多尿"三多症状"。

孕妇憋尿对胎儿影响不大。但怀孕时期孕妇本身的肾脏负担已经很重，如果孕妇憋尿会加重肾脏的负担，容易引起肾脏问题。人体储存尿液的膀胱有一定的伸展性。平时，膀胱很小，当尿液越来越多时，膀胱就会被撑大。如果长期不及时排尿，膀胱就失去弹性，不能恢复原状了。另外，这样会使身体产生的废物排不出去，还可能引起尿毒症。

6. 妊娠早期阴道出血一定要治疗吗？

怀孕本是一件令人感到幸福的事情，可是经常有人被孕早期阴道出血的事情所困扰，大约20%的早孕妇女会发生阴道出血。

孕妇看到阴道出血首先想到流产，即刻紧张到腿软，家属听到出血，立刻惊慌失措，比孕妇本人还着急。是不是所有的阴道出血都是流产的兆头呢？其实孕早期阴道出血的原因很多，病理性的大概可有以下几类：①流产；②宫外孕；③葡萄胎；④宫颈病变等。除此之外还有一个最常见的原因那就是妊娠本身一种生理的现象。从月经结束后子宫内膜就处在不停的增殖过程中，排卵后子宫内膜中的螺旋动脉进一步发育，为受孕做好准备。如果没有怀孕，排卵后大概2周这些小血管痉挛缺血坏死，子宫内膜连同这些血管一起脱落，月经来潮。假如怀孕了，子宫内膜在胚胎着床后继续不停地增殖，供给胚胎营养。在此过程中有一些小血管破了，或者因为胚胎周围大量增生的滋养细胞侵蚀，都可能造成子宫内膜血管的损伤出血，这就是孕早期出血的原因。子宫内膜出血是孕早期出血最主要的来源，母体和胚胎通过子宫内膜建立联系，大量血管的增殖，即使有几条小血管破了也没有关系。就像我们把种子种入土壤时，对种子周围的土壤多少会有一点破坏，但是没关系，它们很快会自我修复的。所以：少量阴道出血，及时就医，排除了病理情况，不一定都需要治疗。

大家会问：宫外孕、葡萄胎和宫颈病变通过检查大多都可以诊断，那么将要流产了和这种生理现象怎样区分，如果不治疗会不会导致流产？首先我们要知道流产大部分是胚胎本身就不好，流产的患者往往是在胚胎停止发育以后才有出血，胎停育后胚胎排出的过程中，绒毛与母体子宫剥离导致的阴道出血。也就是说，如果阴道有少量出血，但各项检查指标都正常，超声检查胚胎发育正常，胎心正常出现，没必要用"早孕出血"这个指标来指导治疗、判断疗效。如果排除了病理情况，孕妇也不要过度忧虑，少量的子宫内膜出血是不会影响胎儿的。尤其是家属，应当多给孕妇安慰，而不是比孕妇更担心。当然如果患者在孕早期出现了阴道出血，还是要及时就医的，不要想当然地以为就是生理现象，有些病理情况是会危及生命的。只有排除了病理情况，才可以安心休养。

7.HCG 是什么？

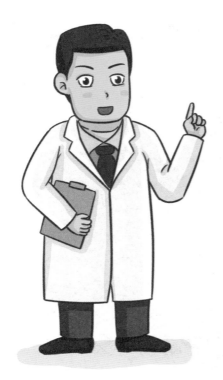

当你怀孕的时候，到医院检查，医师会给化验 HCG，来确定你是否怀孕，如果你有不良孕史或本次妊娠有异常情况，医生还会给你动态监测 HCG 来判断你妊娠是否正常，那么 HCG 到底是什么呢？

HCG 是人绒毛膜促性腺激素的缩写，由胚胎中的滋养细胞分泌，只有当你怀孕后在体内才会出现，通常当精子和卵子结合 8 天以后，可以通过血液检查出来，随后随孕周增长。所以 HCG 的检查是判断是否怀孕的重要指标，在妊娠早期通过检测 HCG 生长的速度和数值来判断孕后胚胎的发育情况。

怀孕后 HCG 在孕妇血中有规律地上长，但是是有限度的，在妊娠 2 周时大约为 100 单位 / 升，以后以 1.7 ~ 3 天的不同速度翻倍上升，在妊娠 8 ~ 10 周达到高峰约

50 000～100 000 单位／升，以后迅速下降，仅为高峰期的 10% 左右。

妊娠的不同时期以及各孕妇之间血清 HCG 的值变化很大，翻倍情况也不一致。也就是说不相同的孕周，HCG 的值是不一样的，相同孕周的不同孕妇，HCG 值也是不一样的，所以我们的孕妇不要单纯地去比较 HCG 值的高低给自己徒增烦恼。但是总的来说，HCG 与妊娠的周数有关。早孕的时期，如果出现血 HCG 值偏低，应该再结合彩超估计受孕的时间，特别是月经不规律的患者，需动态观察 HCG 的升高情况，结合彩超胚胎情况，以确定是否为宫内孕以及判断妊娠的周数。如果在 10 周之前 HCG 持续 1 周无增长或反而降低，提示胚胎停止发育，如果 HCG 明显高于正常停经天数的水平，要怀疑是否为滋养细胞疾病，也就是我们所说的葡萄胎，结合彩超以排除。

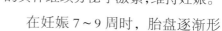

8. 何谓孕酮？

何谓孕酮？孕酮即黄体酮，是由卵巢黄体分泌的一种天然孕激素，是孕育新生命非常重要的激素，它在排卵后才能进入血中，与雌激素共同作用于子宫内膜，为受孕做好准备，当受精卵植入子宫内膜后，卵巢中的黄体继续分泌孕激素，维持妊娠。

在妊娠 7～9 周时，胎盘逐渐形成，黄体分泌的孕激素量逐渐下降，胎盘开始分泌孕激素，黄体完成了与胎盘的交接过程。在这个过程中，孕激素可有轻微地降低。此后孕激素一直

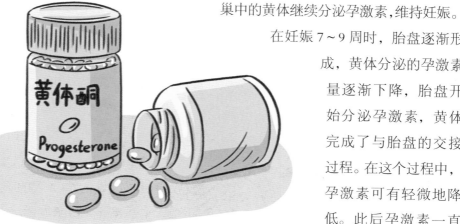

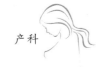

由胎盘分泌保持较高的水平直至妊娠结束。

可见孕激素在维持妊娠中确实非常重要，早期如果孕激素分泌不足，胚胎就无法种植到子宫内膜中，即使种植到子宫内膜中，也无法很好生长。如果把子宫内膜比作土地，孕酮就像阳光和水，土地经过阳光和水的滋润，种子才能很好生长。但是如果种子有问题，阳光和水也是没有作用的。同理，如果胚胎不好，孕酮再多也没有用，且随着胚胎的停止发育，孕酮水平也会下降。也就是说一部分流产的患者是由于孕酮水平不足导致的，更大一部分患者是胚胎缺陷导致的。

孕酮水平在血中是有波动的，且在不同的孕妇体内是不同的，所以说孕酮虽然重要，但我们不能拿一个数值来判断妊娠的结果。对于有流产史的患者适当地监测孕酮以判断妊娠的结局还是必要的。但是在临床上，经常碰到许多孕早期患者要求医生反复查孕酮，并且长期口服、注射、局部使用孕酮，真的有必要吗？当然不必要。根据临床指南，不建议所有孕妇常规查孕酮的原因如下：①孕酮低，仅仅对于黄体功能低下患者，有参考意义，这只占流产患者的一小部分，如果真是这样，需提前用药，排卵后就需要用，而不是等到发现孕酮低了才用。②孕酮在体内的分泌呈波动性，监测不一定完全准确，不同的时间抽血，测出的值差别较大。③不同的人孕酮水平也是不同的，且差别较大。所以孕酮偏低不一定流产。对于高危或者有异常的孕妇，可以查，如果孕酮偏低可能预示着妊娠结局不良，对于预测妊娠结局更有意义。那么问题又来了，某些患者会说，我孕酮低，我使劲补充孕酮，这个值才上来，胎才保住了。其实孕酮值升高是口服或肌内注射了黄体酮，血中的孕酮浓度肯定高，如果胚胎没问题，就算不用，胚胎同样能保住。有些患者如果有用黄体酮的必要性，在用的过程中更没必要反复测孕酮。也就是说如果有指征，孕酮保胎还是必要的，但是没必要反复查孕酮来决定是否需要用黄体酮，更没必要在用药的过程中反复检查。换句话说，医生决定是否需要用黄体酮，是根据病情决定的，而不是根据黄体酮的检验数值决定的。孕酮都说了它不想刷存在感，也不必要逼它反复出场了。

有问题，找医生、遵医嘱、轻松保胎。

9. 预产期到底该怎样推算？

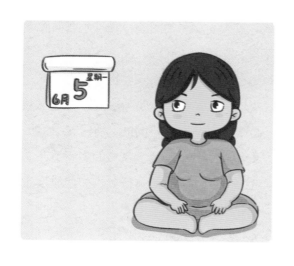

当爱情果种上的时候，都很期盼收获日期的到来，但是现在有很多人为算不准收获日期而烦恼。末次月经推算出来的预产期和超声推算出来的预产期我到底该信哪个？

随着经济的发展和医疗卫生知识的普及，人们对胎儿的期望和要求也在不断提高，但是又缺乏相应的正确的知识和理念，对超声的过分依赖普遍存在，在门诊经常可见到孕妇告诉医生孕周时，说的是超声孕周，所说的预产期是超声推算出的孕产期。用超声所测量出的数据推算胎龄和预产期被大多孕妇所接受，其实这是一个常见的误区。

何谓胎龄：胎龄指从卵细胞和精子结合成受精卵到胎儿自母体中分娩出来的这段时间。因受精卵形成的时间很难掌握，所以我们通常以月经龄代替胎龄。月经龄指从最后一次月经开始之日到胎儿出生之日，大约是 40 周时间。我们通常用"周＋天"来表示，也就是我们通常说的妊娠时间。B超是通过胎儿的大小及发育情况来推算胎儿周数。我们就会面临两种预产期的算法：①从末次月经开始的时间进行推算。②用超声的胎龄进而推算预产期。这两种算法得出的预产期往往有一定的差距。孕周越大，差距越大。孕期彩超胎儿的大小与实际孕龄是有误差的，就像同时出生的相同身长的孩子，几个月之后身高会差别很大，很难用身高来估计他们的大小。同样同时受孕的胎儿也很难用几个测量的数值精确地估计出大小，且胎龄越大，误差越大。一般在停经 5 周的时候大多彩超都能看到孕囊，这时候与实际的孕周差别最小。月经规律的人，这时候用两种方法算出来的预产期基本一致。如果差距大于 5 天，我们可以参照早期彩超来校正用末次月经来推算的预产期。所以对于月经不规律的人早期的超声很重要。晚期的彩超因为孩子生长偏大或者偏小会有误差，所以不用这个来推算预产期。由此看来，预产期的推算应以末次月经为主，对于月经不规律或不记得末次月经时间的人，可以用早期的彩超所示的胚胎的大小来帮助推算预产期。末次月经对推算预产期很重要，请大家特别是有妊娠计划的朋友们，记清自己的月经情况。

吴杰，王瑜

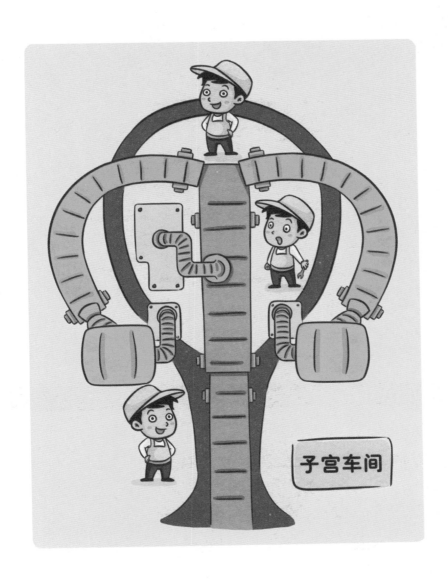

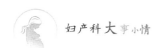

（十七）

妊 娠 并 发 症

什么是流产呢？胚胎或胎儿尚未具有生存能力而终止妊娠，称为流产。那么，除人为因素之外，为什么会流产呢？流产后需要注意些什么呢？反复流产患者对下一次怀孕是否有影响呢，需要提前注意些什么呢？

1. 为什么胚胎会停止发育？

胚胎在孕妈妈体内生长时，就像一棵小树苗茁壮生长需要水、光、温度、气体、养料、土壤一样，需要适宜的生活环境，当生活环境发生变化或者出现不利因素时，生长就会出现相应问题。那么，造成胚胎停止发育的主要原因如下。

（1）孕妇孕期处于血栓前状态：人体的血循环就像河流一样，河流充足，流速稳定，才能保证灌溉。血栓前状态就像河流流速缓慢淤堵一样，使子宫胎盘部位血流状态改变，容易形成局部堵塞甚至引起胎盘梗死，使胎盘组织的血液供应下降，胚胎缺血缺氧导致胚胎停止发育或流产。

（2）遗传因素：由夫妻一方所致的胎盘本身有缺陷或者胚胎染色体异常，建议进行外周血染色体的核型分析。

（3）免疫因素：体内的保卫系统紊乱。如系统性红斑狼疮或者混合性结缔组织病等在某种程度上也会造成胚胎停育。

（4）生殖道的感染：多种致病菌对胚胎或子宫的侵犯。如 TORCH 感染会导致胚胎停育。

（5）其他：胎盘因素、血型不合、母体因素、化学因素（微波、各种化学药品、X 射线或麻醉气体等）或者男方因素等，于胎盘形成期间细胞发育呈不良状态或者蜕膜因子表达异常等均会对胚胎产生不良影响，造成胚胎停育。

（6）孕妇患有心衰、高血压或者严重贫血等全身性疾病也容易造成胚胎停育，此外精子核蛋白的不成熟同样也容易造成胚胎停育。

（7）内分泌失调：比较常见的为黄体功能不全，致胚胎期孕酮不足。

（8）子宫异常：子宫腔是胚胎生活的地方，常见的子宫异常有宫腔粘连使胎盘种植以及正常蜕膜化受到阻碍、先天性子宫段副中肾管发育及融合异常、子宫内膜异位症或者子宫肿瘤。

2. 流产后需要注意什么？

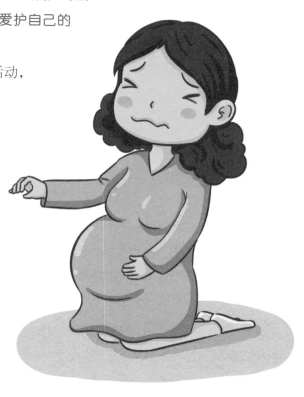

流产对于女性不是儿戏，每一次流产都会对身体造成伤害，流产后要多爱护自己的身体，注意以下事项。

（1）休息2~3周，适量活动，避免劳累、着凉。

（2）口服3天抗生素预防感染。

（3）1个月内避免性生活及盆浴，保持外阴清洁，防止逆行感染。

（4）若为人流，术后2周复查彩超。

（5）注意流产之后出血时间、出血量及伴随症状。若出血多于经量、持续时间较长，建议药物治疗，促进子宫恢复到妊娠前状态，避免对下次怀孕造成不良影响。

（6）若为人流，术后有感染、残留、漏吸及宫腔粘连的可能。因此，发现以下情况请及时来院就诊：①5天内有明显腹痛、阴道出血量多、发热等异常情况；②阴道出血大于2周；③早孕反应仍然存在；④伴随月经周期有下腹部疼痛，月经量减少或闭经等。

3. 反复流产患者下次妊娠有什么注意事项？

反复流产患者孕前应及时去医院查明原因，纠正不良因素，为未来的宝宝提早构架安全屏障，为宝宝的到来保驾护航。

（1）对存在子宫颈功能不全的患者，建议在13～14周实施预防性子宫颈环扎术。

（2）对于子宫畸形者，可行子宫矫正术，子宫纵隔明显患者可采用宫腔镜切除纵隔，单角子宫患者无有效的手术纠正措施，应加强孕期监护，及时发现并发症并予以处理。

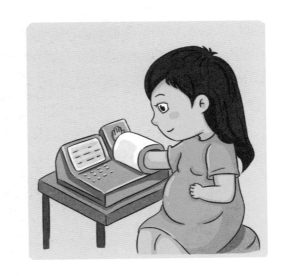

（3）对于宫腔粘连患者行宫腔镜下粘连分离术，术后放置宫内节育器，防止再次粘连或周期使用雌激素及人工周期，以促进子宫内膜生长。子宫黏膜下肌瘤患者在妊娠前行宫腔镜肌瘤剔除术，体积较大的肌壁间肌瘤应行肌瘤剔除术。

（4）对于高凝状态的患者，建议小剂量的阿司匹林于孕前使用，治疗过程中监测血小板计数、凝血功能及纤溶指标。

（5）对于胚胎染色体异常者，要及时咨询遗传专家，进行生殖指导。对于不宜怀孕者，建议患者避孕，或者接受供卵或供精通过辅助生殖技术解决生育问题。

（6）对于甲减患者建议甲状腺功能恢复正常3个月后再考虑妊娠，甲亢患者在孕期应用抗甲状腺药物，亚甲减患者应酌情口服左甲状腺素片治疗，使促甲状腺激素控制在正常水平。

（7）对于已确诊的糖尿病患者，建议于计划妊娠前3个月尽可能将血糖控制在正常范围内，并于计划妊娠前3个月改为胰岛素治疗。

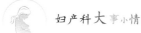

（8）对于存在生殖道感染的患者，应根据病原体类型给予治疗，在感染控制后方可受孕，尽量避免在妊娠早期使用全身性抗生素。

（9）对于抗磷脂综合征患者既往无流产史或单次流产发生在妊娠 10 周以前者，可不予特殊治疗，或给予小剂量阿司匹林。对于抗磷脂综合征患者有 1 次或 1 次以上妊娠 10 周后流产者，再确认妊娠后可给予低分子肝素抗凝治疗。对于有血栓病史的抗磷脂综合征患者应在妊娠前就开始抗凝治疗。此外，由于孕妇产后 3 个月内发生血栓风险较高，因此，抗凝治疗应持续至产后 6 ~ 12 周，产后可改用华法林。

（10）对于抗核抗体阳性者采用肾上腺皮质激素治疗。抗甲状腺抗体阳性者可考虑使用小剂量甲状腺激素治疗。对于封闭抗体阴性及 NK 细胞数量及活性升高者，给予淋巴细胞免疫治疗或静脉注射丙种球蛋白。

4. 反复流产患者妊娠后要注意什么？

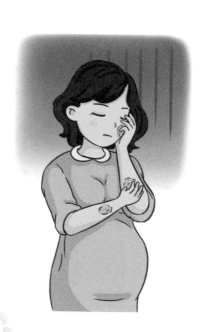

反复流产患者，妊娠机会来之不易，我们要高度重视孕期的各种变化，严密监测，搭建起一座防火墙，将可能会发生的危险拒之门外。

（1）激素水平检测：孕早期若 β-HCG 呈持续性低水平和（或）倍增不良及下降者流产的可能性大，孕激素水平明显低者也提示妊娠结局不良，建议患者定期检测 β-HCG 水平，每周 1 ~ 2 次，孕酮较低者补充黄体酮。

（2）超声检查：孕早期 B 超监测胎心搏动情况，妊娠 7 周孕囊直径达 20 毫米时，如未发现卵黄囊则提示妊娠预后不良；妊娠 8 周时 B 超仍未发现胎心搏动或孕囊较正常为小，则预示流产可能性极大，建议于孕 6～7 周时首次行 B 超检查，如有异常应每隔 1～2 周定期复查直至胚胎发育情况稳定，可见胎心搏动。

（3）有反复流产病史患者：建议孕 12 周进行胎儿先天性缺陷的筛查，必要时行产前诊断。有免疫性流产史，孕 38 周建议终止妊娠。

5. 为什么会早产？

早产指妊娠满 28 周或新生儿出生体重 ≥ 1 000 克但不足 37 周分娩者。早产儿各器官发育尚不健全，出生孕周越小，体重越轻，预后越差，随着早产儿的治疗及监护手段不断进步，其生存率明显提高。那么，为什么会发生早产呢，哪些高危因素会导致早产呢？存在早产高危因素的孕妇应该在孕期注意些什么呢？早产有什么症状，我们应该怎么做呢？大部分孕妈妈可能不会发生此类情况，但未雨绸缪，先来了解一下。

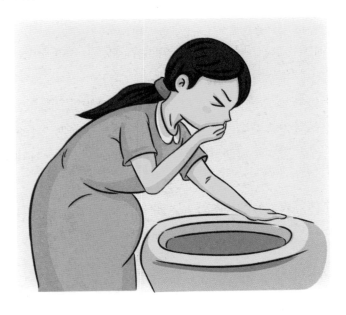

存在有早产高危因素的孕妇容易发生早产：

（1）胎儿及羊水量异常者：胎儿结构畸形和（或）染色体异常、羊水过多或过少者，早产风险增加。

（2）母胎应激反应：由于孕妇精神、心理压力大，导致胎盘－胎儿肾上腺－内分泌紊乱，从而诱发宫缩。

（3）宫内感染：感染途径最常见为下生殖道的病原体经宫颈管逆行感染，另外母体全身感染病原体也可通过胎盘侵及胎儿或盆腔感染病原体经输卵管进入宫腔。最常见有阴道炎、辅助生殖技术受孕等。

（4）有晚期流产及（或）早产史者：有早产史孕妇其早产的再发风险是普通孕妇的2倍，前次早产孕周越小，再次早产风险越高。对于前次双胎妊娠，在30周前早产，即使此次是单胎妊娠，也有较高的早产风险。

（5）阴道超声提示宫颈长度缩短：孕中期阴道超声检查发现宫颈长度＜25毫米的孕妇。

（6）有子宫颈手术者：如宫颈锥切术、环形电切术治疗后发生早产风险增加，子宫发育异常者早产风险也会增加。

（7）孕妇年龄过小或过大者：孕妇≤17岁或＞35岁。

（8）妊娠间隔过短的孕妇：两次妊娠间隔如控制在18～23个月，早产风险相对较低。

（9）过度消瘦的孕妇：体重指数＜19或孕前体重＜50千克，营养状况差，易发生早产。

（10）多胎妊娠者：双胎的早产率近50%，三胎的早产率高达90%。

（11）有妊娠并发症或合并症者：如并发重度子痫前期、子痫、产前出血、妊娠期肝内胆汁淤积症、妊娠期糖尿病、并发甲状腺疾患、急性传染病等，早产风险增加。

（12）异常嗜好者：有烟酒嗜好或吸毒的孕妇，早产风险增加。

6．早产应该注意些什么？

对于合并有早产高危因素的妊娠妇女，定期产检，并对存在的高危因素进行评估和处理，有效降低早产风险。

（1）孕期注意休息，避免过度劳累。

（2）孕早期超声检查确定胎龄，排除多胎妊娠，如果是多胎妊娠，必要时减胎。

（3）控制原发病如高血压、糖尿病、甲状腺功能亢进、系统性红斑狼疮等。

（4）提倡平衡饮食，合理增加妊娠期体重。

（5）避免吸烟、饮酒。

7．早产时有什么症状，当时应该怎么做？

早产主要表现为：子宫收缩，最初为不规则宫缩，常伴有少许阴道流血或血性分泌物，以后可发展为规律宫缩，其过程与足月临产相似。临床上可分为先兆早产及早产临产两个阶段。先兆早产指有规则或不规则宫缩，伴有宫颈管进行性缩短。早产临产需满足：①出现规律腹痛（20分钟≥4次，或60分钟≥8次），伴有宫颈管的进行性缩短。②宫颈扩张1厘米以上。

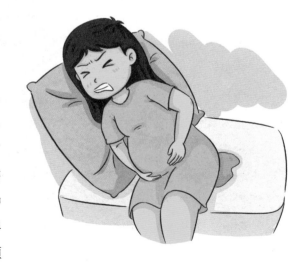

出现早产症状时：①若宫缩过频，但宫颈无改变，不必卧床和住院，只需减少活动的强度和避免长时间站立即可；②宫颈已有改变的先兆早产者，可住院并注意休息，必要时对症治疗；③已早产临产，需住院治疗，对于妊娠＜ 35 周，1周内有可能分娩的孕妇，应使用促胎儿胎肺成熟的药物；使用宫缩抑制剂通过控制宫缩适当延长孕周；对于未足月胎膜早破者做阴道分泌物细菌学检查，必要时使用抗生素预防感染；适时适式终止妊娠；早产儿转至 NICU 治疗。

8. 妊娠期高血压危害大，孕期水肿注意什么？

妊娠期高血压疾病从严格意义上来讲，是一组疾病，包括所有的妊娠期高血压疾病，而通常情况下，妊娠期高血压疾病多是指在妊娠期出现血压升高、蛋白尿并伴有水肿的疾病，既往多称为"妊高征"。但所有的水肿都是妊娠期高血压疾病吗？也不一定，孕期水肿是很多准妈妈常见现象之一，是由于子宫增大压迫静脉造成回流受阻、孕期激素（雌激素、醛固酮增加）变化引起体内水、钠潴留等原因而导致的生理性水肿。

怎么区别孕期水肿是病理性还是生理性呢？简单来说，如果准妈妈久站或久坐后，下肢出现凹陷性水肿，经卧床休息后水肿好转，则考虑生理性水肿，若水肿不消退，反而还有加重的趋势，由脚或踝部向全身发展，对于这类水肿首先要考虑是否为病理性水肿。

妊娠期高血压患者有三大特征：水肿、高血压、蛋白尿，而且妊娠期高血压的水肿一般出现的较早、程度较重，或者原有的水肿突然加重，严重者可出现腹壁、颜面、上肢等全身水肿，且可能出现血压升高、低蛋白血症、头痛、头晕、恶心、呕吐、眼花、视物模糊、上腹部不适等，如果没有引起足够的重视，可能出现子痫抽搐、脑血管意外、胎盘早剥、突发胎死宫内等严重后果，危及母儿生命。所以，如果孕期出现严重水肿，或水肿突然加重，应及时就诊，行相关检查，明确诊断，同时孕期注意监测血压，定期产检。

妊娠期高血压疾病尚无有效可靠的预测方法，要出现可测定的症状后才能确诊。妊娠期高血压疾病固然可怕，但一旦终止妊娠，大多数症状会慢慢好转、消失。但原本患有慢性高血压疾病的孕妇会出现病情恶化。曾出现过子痫的孕妇再次发病率会更高，所以再次生育前应向医生咨询。

综上，孕期生理性的水肿很常见，一般夜间休息或抬高双腿后可以有所缓解，准妈妈无须太担心，但孕期一定要定期监测血压、尿常规、肝肾功能等，如出现异常水肿，千万不要得过且过，要尽早就诊、尽早检查、尽早确诊、尽早治疗。

9. 孕妇皮肤瘙痒严重吗？

在孕中晚期，不少孕妇都会出现皮肤瘙痒的情况，其中引起皮肤瘙痒的原因有很多，如妊娠纹出现、皮肤过敏、孕期代谢旺盛、分泌物增加以及妊娠期肝内胆汁淤积症（ICP）等。若孕期出现皮肤瘙痒，一定不能掉以轻心，应及时至医院就诊，经产科、皮肤科、肝病科同时诊断，并给予相应治疗。在产科较为常见的是 ICP，本文着重介绍此病。

ICP 主要临床表现为瘙痒，手掌、脚掌、脐周是瘙痒的常见部位，可逐渐加剧延及四肢、躯干、颜面部，妊娠终止后，瘙痒症状在分娩后数小时或数日后迅速消失。ICP 主要影响孕妇的凝血功能、致使产后出血；产前对胎儿影响比较大，可致胎儿窘迫、早产、胎膜早破、羊水粪染、突发胎死宫内等，增加围产儿患病率及死亡率。ICP 孕妇可能发生无任何先兆的胎心消失，因此选择最佳的分娩方式和分娩时机，获得良好的围产结局是对 ICP 孕期管理的最终目的。因此若孕妇出现皮肤瘙痒，高度怀疑 ICP 时，应积极就医，医生将根据患者孕周、抽血化验结果、影像学检查、胎心监护情况等综合来评估病情、选择最佳的分娩方式和终止妊娠时机、改善母儿预后。

我们不妨通过一个案例再来认识它。

患者王某，36 岁，孕 34 周，孕 3 产 0，自觉四肢皮肤瘙痒 1 周，至郑州大学第一附属医院门诊查肝功异常（谷丙转氨酶 78 单位 / 升，谷草转氨酶 65 单位 / 升，血清总胆汁酸 15 毫摩尔 / 升），孕期该孕妇正规产检，门诊诊断：妊娠期肝内胆汁淤积症，建议王女士住院治疗，住院后查胎心监护反应型，因孕周不足月，且王女士自诉胎动正常，在与王女士及其家属充分沟通后暂给予促胎肺成熟、保肝、降胆汁酸、监测胎心胎动等治疗，并嘱王女士注意自数胎动（胎动计数 ≥ 6 次 /2 小时为正常，<6 次 /2 小时或自觉胎动次数比平常减少 50% 提示胎儿缺氧可能）。住院第二天晨查房时王女士诉瘙痒症状无减轻，且自觉胎动次数较昨日明显减少，随即给予胎心监护示变异可，无反应型。因王女士孕周 35^{+1} 周，胎儿存活概率较大，且现胎儿宫内窘迫不排除，王女士年龄较大，且为第 1 个孩子，王女士及其家属极度紧张，再次与其沟通后急诊行剖宫产术，剖娩一男活婴，体重 2 300 克，术后发现羊水黄染，新生儿出生后转至新生儿科，虽然孩子偏小，经过约 2 周时间，新生儿过了呼吸关、出血关、感染关、喂养关，健健康康自新生儿科出院。王女士也像新生儿一样坚强，瘙痒症状术后很快缓解了，且术后顺利排气、无发热、切口愈合良好，术后 4 天顺利出院。

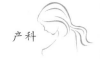

综上，孕妇皮肤瘙痒不止要"挠一挠"，还要及时就医"看一看""查一查"才能解决根本问题，母儿安全最重要。

10. 妊娠期急性脂肪肝有哪些危害？

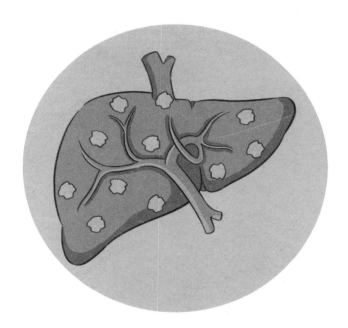

妊娠期急性脂肪肝，又称妊娠特发性脂肪肝，是发生在妊娠晚期的一种严重并发症。起病初期孕妇仅有持续性恶心、呕吐、乏力、上腹痛或头痛等不适，易与胃肠炎、肝病等消化系统疾病混淆。数天至1周出现黄疸且进行性加重，如不终止妊娠则病情迅速进展，出现凝血功能障碍（如皮肤瘀点、瘀斑、呕血、便血、齿龈出血及颅内出血等）、低血糖、意识障碍、精神症状及昏迷、少尿、无尿，常于短期内死亡。

疑诊此病时，妇产科医师均精神高度紧绷，"谈虎色变"，因本病起病急骤，病情凶险，如果对其早期表现认识不足，延误了诊断，母婴死亡率极高。其病因不明，由于妊娠期急性脂肪肝多发生于妊娠晚期，而且只有终止妊娠才有痊愈的希望，所以推测与妊娠引起的激素变化有关。其病变为游离脂肪酸堆积在肝细胞和肾、胰、脑等脏器，造成多脏器损害。此病多发生在妊娠 28～40 周，尤其多见于妊娠 35 周左右的初产妇、妊娠高血压疾病者，怀双胎和男胎者较多发生。

　　该病的预后与治疗的早晚密切相关，若保守治疗则母婴死亡率极高，迄今世界上尚无产前康复的先例。因此，一旦确诊或高度怀疑时，无论病情轻重、病情早晚，均应尽快终止妊娠。若早期终止妊娠，大多数患者的肝功能在产后迅速恢复，但若就诊晚、未及时终止妊娠，已发展至严重的凝血功能障碍等多脏器衰竭期，患者常发生全消化道出血、全身皮下淤血甚至颅内出血而死亡。

张庆

（十八）妊娠合并内外科疾病

1. 心脏病能不能妊娠？

心脏病妇女是否能妊娠，要根据心功能情况来决定。目前临床上多采用 NYHA 心功能Ⅰ～Ⅳ分级对心脏病患者的心功能进行分级。

（1）Ⅰ级：患者有心脏病，但体力活动不受限制。一般体力活动不引起过度疲劳、心悸、气喘或心绞痛。

（2）Ⅱ级：患者有心脏病，以致体力活动轻度受限制。休息时无症状，一般体力活动引起过度疲劳、心悸、气喘或心绞痛。

（3）Ⅲ级：患者有心脏病，以致体力活动明显受限制。休息时无症状，但小于一般体力活动即可引起过度疲劳、心悸、气喘或心绞痛；或既往有心力衰竭史者。

（4）Ⅳ级：患者有心脏病，休息时也有心功能不全或心绞痛症状，进行任何体力活动均使不适增加。

心脏病患者能否度过妊娠期、分娩期及产褥期，取决于心脏病的种类、病变程度、能否手术矫正、心功能级别及具体医疗条件等因素。

（1）可以妊娠：心脏病变较轻，心功能Ⅰ～Ⅱ级，既往无心力衰竭史，亦无其他并发症者，妊娠后经密切监护，适当治疗多能耐受妊娠和分娩。

（2）不适宜妊娠：心脏病变较重、心功能Ⅲ～Ⅳ级，既往有心脏并发症史，如有心力衰竭史，有症状的心律失常和心肌梗死，短暂性脑缺血发作，肺水肿；有中重度肺动脉高压，左室收缩功能减退（射血分数小于40%）、二尖瓣面积小于2平方厘米，主动脉瓣面积小于1.5平方厘米，左室输出峰压斜率小于30毫米汞柱；右向左分流性心脏病、活动性风湿热联合瓣膜病、心脏病并发细菌性心内膜炎、急性心肌炎的患者；年龄在35岁以上、心脏病病史较长者，妊娠期发生心力衰竭可能性极大。

不宜妊娠妇女必须严格避孕，若已妊娠，应在妊娠早期行治疗性人工流产术。

2．心脏病孕期注意事项有哪些？

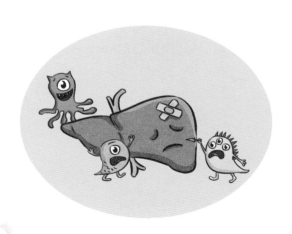

妊娠和分娩是人生的一个特殊时期，由于要担负胎儿的生长发育，心脏负担增加，这对正常的孕妇来说，是可以胜任的，但对患有心脏病的孕妇来说，可造成心功能进一步减退，甚至引起严重的后果。因此，心脏病妇女孕前宜经产科医师和心脏科医师

联合咨询和评估，最好在孕前进行心脏病手术或药物治疗，治疗后再重新评估是否可以妊娠；可以妊娠的心脏病患者则要充分了解妊娠风险。

已妊娠者，孕早期进行综合评估，心脏病妊娠风险分级Ⅳ～Ⅴ者，不宜继续妊娠，应在孕早期做人工流产。

可以继续妊娠的孕妇由于体质特殊，要格外注意，一定要注意以下事项。

（1）定期做好产前检查，可以降低并发症的发生率和母胎死亡率。妊娠风险分级Ⅰ～Ⅱ级且心功能Ⅰ级者，产前检查频率同正常妊娠，进行常规产前检查。妊娠风险分级增加者，缩短产前检查的间隔时间，增加产前检查次数。妊娠32周后，发生心力衰竭的概率增加，产前检查应每周1次。

（2）保持适当的休息，每日至少有10小时的睡眠，不能过度劳累，避免情绪激动。

（3）注意饮食营养，摄取富有维生素、高蛋白和低碳水化合物饮食。盐的摄入量应适当限制，一天不超过5克，过多会增加水钠潴留，加重心脏负担。整个妊娠期间，体重增加以不超过12千克为宜。

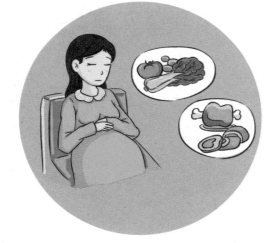

（4）上呼吸道感染和贫血是诱发妊娠期心力衰竭的常见原因，因此要预防上呼吸道感染，妊娠20周后预防性应用铁剂防止贫血。

（5）分娩开始后产妇不要紧张，注意休息，取左斜卧位或半卧位，可适当应用镇静剂，鼓励分娩镇痛。产程中密切监测血压、脉搏、呼吸、心率，做好抢救措施。宫口开全后要避免用力屏气，应行会阴切开术、产钳助产术或胎头吸引术。

（6）分娩后3日内，尤其产后24小时内仍是发生心力衰竭的危险时期，应密切监护，产妇须保证充分休息、注意饮食、少食多餐、保持大便通畅、应用抗生素预防感染，并及时采取避孕措施。根据病情决定是否哺乳。

3. 心脏病能不能顺产？

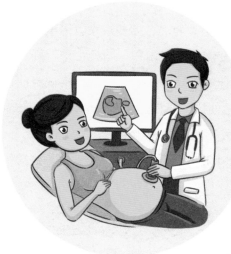

心脏病妊娠风险分级Ⅰ～Ⅱ级且心功能Ⅰ级者通常可耐受经阴道分娩。胎儿不大、胎位正常、宫颈条件良好者，可考虑在严密监护下经阴道分娩。分娩过程中需要心电监护，严密监测产妇的自觉症状、心肺情况，避免产程过长；有条件者可以使用分娩镇痛，以减轻疼痛对于血流动力学的影响；尽量缩短心脏负荷较重的第二产程。推荐产程过程中持续胎心监护。结构异常性心脏病者围分娩期预防性使用抗生素。此外，产妇在选择分娩方式时应充分了解阴道分娩过程中的风险，做到知情同意。

4. 心脏病会不会遗传？

首先，心脏病分为先天性心脏病和后天性心脏病。先天性心脏病不是遗传病，但有一定的遗传因素存在，有遗传因素也不一定发病，它还与环境因素、妊娠早期的感染、用药、射线的照射等因素有关。

其次，先天性心脏病有遗传倾向，在有些家庭有多个子女患不同种的先天性心脏病，或多个堂兄弟姐妹患病。一般来讲一级亲属中有一个患先天性心脏病，则其他人患病的概率上升 3 倍，2 个成员患病则概率上升为 9%，如果 3 个成员患病，则其他成员患先天性心脏病的可能性上升至 50%。先天性心脏病与宫内的环境密切相关，或者说，与母体密切相关。

研究发现，若父母一方有心脏病史，那子女极有可能也会出现心脏病，多见于中年时候。最近一项报道指出：父亲在 55 岁以前出现心脏病或是母亲在 65 岁以前出现心脏病，其子女在中年时期发生心脏病的概率将大大地高于双亲无心脏病史的人群：男性的发生率是正常人的 2.6 倍，女性是正常人的 2.3 倍。

除此之外，怀孕期间孕妈妈哪些情况可能会导致新生儿发生先天性疾病呢？

（1）如果在怀孕期间（主要是前 3 个月）母亲病毒感染，尤其是风疹、腮腺炎、流行性感冒，就很可能造成胎儿心脏畸形，因为心脏的发育成形是在怀孕后的头 3 个月。

（2）怀孕的母亲服用太多的镇静药、抗生素和奎宁等也是原因之一。

（3）母亲患有糖尿病、甲状腺功能亢进、系统性红斑狼疮等疾病时，也可能导致胎儿心脏发育异常。

（4）高龄孕产妇的多产儿患先天性心脏病及其他畸形的概率增加。

（5）怀孕期间接触放射线，饮食中缺乏叶酸，孕妇的心情不佳等，均与婴儿先天性心脏病有关系。

因此，母亲在怀孕期间，如能尽量避免上述不利因素，特别是预防病毒感染，这对于预防胎儿心脏发育畸形是很有好处的。

所以，通过介绍我们可以认为，心脏病具有一定的遗传性，当父母一方或双方患有心脏病，了解他们的患病年龄、确诊时间很重要，将这些情况告诉医生，让医生帮助您采取一定的措施预防并及早发现胎儿先天性心脏病。

5.病毒性肝炎能不能顺产？

我国是乙肝的高发国家，但对于肝炎女性患者，这并没有在她做妈妈的道路上投了否决票，不过对于肝炎女性患者，我们会产生很多疑问，比如患有病毒性肝炎能不能顺产？会不会遗传？在整个孕期，孕妈妈怎么治疗？产后能不能哺乳？

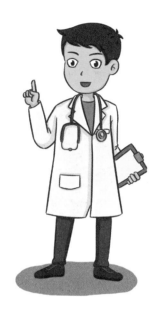

非重型肝炎产妇可经阴道分娩，分娩前数日肌内注射维生素 K_1，每日 20～40 毫克；但是最好在分娩前综合评估，由产妇的身体条件来决定采取什么分娩方式比较好。能否顺产要看 4 个因素：产力、产道、胎儿及精神因素。这 4 项少一个都会影响顺产。注意做好产后阻断，孩子出生后 12 小时内要打乙肝疫苗和乙肝免疫球蛋白。

6.病毒性肝炎会不会遗传？

病毒性肝炎分为甲肝、乙肝、丙肝、丁肝、戊肝等，会传染但不会遗传。除了甲肝和戊肝是通过粪－口途径传播以外，其他类型的病毒性肝炎主要是通过血液传播、性传播和母婴传播。母婴传播是我国慢性乙型肝炎病毒感染的主要原因，这需要我们做好阻断和预防措施，积极注射疫苗、注意生活卫生等。经过正规预防措施，对 HBsAg 阳性而 HBeAg 阴性孕妇的新生儿保护率为 98%～100%；对 HBsAg 和 HBeAg 均阳性孕妇的新生儿保护率为 85%～95%。

7. 病毒性肝炎孕期如何治疗?

妊娠期处理: 轻症急性肝炎经积极治疗后好转可继续妊娠。慢性活动性肝炎者妊娠后可加重, 对母儿危害较大, 治疗后效果不好应考虑终止妊娠。治疗主要采取护肝、对症支持疗法。常用的护肝药物有葡醛内酯、多烯磷脂酰胆碱、腺苷蛋氨酸、还原性谷胱甘肽注射液、门冬氨酸钾镁等。主要作用在于减轻免疫反应损失, 协助转化有害代谢产物, 改善肝循环, 有助于肝功能恢复。治疗期间严密监测肝功能。

分娩期处理: 非重型肝炎产妇可阴道分娩, 分娩前数日肌内注射维生素 K_1, 每日 20～40 毫克。准备好新鲜血液。防止滞产, 宫口开全后可行胎头吸引术助产, 以缩短第二产程。防止产道损伤和胎盘残留。胎肩娩出后立即使用缩宫素预防产后出血。

产褥期处理: 注意休息和护肝治疗。应用对肝损伤较小的广谱抗生素预防或控制感染, 是防止肝炎病情恶化的关键。

8. 病毒性肝炎能不能哺乳?

对 HBsAg 阳性母亲的新生儿, 经过主动以及被动免疫后, 不管孕妇 HBeAg 阳性还是阴性, 其新生儿都可以母乳喂养, 无须检测乳汁中有无 HBV DNA。因病情严重不宜哺乳者应尽早回奶。回奶禁用雌激素等对肝脏有损害的药物, 可选择口服生麦芽或乳房外敷芒硝。

9. 孕期贫血食补可以吗?

妊娠期母体会发生一系列变化,比如血容量增加等,这时候,可能会发生各种妊娠并发症,常见的妊娠期血液系统疾病有贫血和血小板减少,下面我们就来了解一下。

贫血是妊娠期较常见的合并症。妊娠期贫血以缺铁性贫血多见,再生障碍性贫血少见。那么贫血食补可以纠正吗?孕期贫血有什么危害?缺铁性贫血患者如何补铁呢?

(1)缺铁性贫血的治疗原则是补充铁剂和纠正缺铁性贫血的原因。一般性治疗包括增加营养和食用含铁丰富的食物,对胃肠功能紊乱和消化不良给予对症处理;另外还有补充铁剂如口服药物、静脉输注铁剂、输血的疗法。

(2)巨幼细胞贫血给予加强营养,改变不良饮食习惯、补充叶酸及维生素B_{12}、输血等疗法。

(3)再生障碍性贫血则由产科医师及血液科医师共同管理,以支持疗法为主。

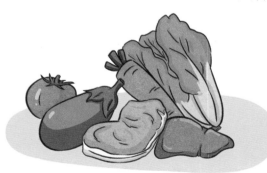

综上所述,多数孕期轻微贫血多可经过食补或补充铁剂等改善,但中重度贫血则需要进一步地诊疗。另外,如孕妇同时合并有其他的并发症,如妊娠期糖尿病或者糖尿病合并妊娠等,饮食补铁疗法则需要谨慎。

10．孕期贫血有什么危害？

（1）对孕妇的影响：贫血孕妇对分娩、手术和麻醉的耐受能力差。重度贫血可因心肌缺血导致贫血性心脏病；贫血对失血耐受性降低，易发生失血性休克；贫血降低产妇抵抗力，容易并发产褥感染。

（2）对胎儿的影响：孕妇中重度贫血时，经胎盘供氧和营养物质不足以满足胎儿生长所需，容易造成胎儿生长受限、胎儿窘迫、早产或死胎，同时对胎儿远期发育也构成一定影响。

11．孕期如何科学补铁？

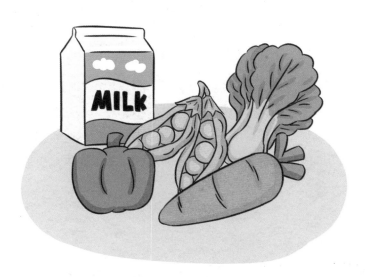

首先，要吃含铁丰富的食物。常见的动物血、肝脏、瘦肉等动物性食物中含铁量较为丰富，且吸收率较高；其次，用富含蛋白质的食物来补充铁，也可以增加血红蛋白的合成；另外，应该注意多摄入富含维生素 C 的蔬菜、水果，或在

补充铁剂的同时补充维生素 C，以促进铁的吸收和利用。日常菜肴中富含维生素 C 和铁的有猪肝炒柿子椒、鸭血炒韭菜、水煮羊肉等。若已经出现缺铁或贫血情况的育龄女性，可适量摄入铁强化食物或补充小剂量的铁剂，待缺铁或贫血得到纠正后，再计划怀孕。

> 总而言之，虽然铁缺乏是贫血最常见的原因，但是当人体出现贫血时，也应该综合考虑其他能影响血红蛋白或红细胞生成的病理条件，切勿一概而论。此外，孕期女性要谨记定期监测血常规，若发现问题，及时给予治疗，以保证自身和胎儿健康。

12. 血小板减少会不会影响胎儿？

妊娠期血小板减少增加流产、早产风险。自身免疫性血小板减少性疾病患者体内部分抗血小板抗体能通过胎盘进入胎儿血液循环，引起胎儿血小板破坏，导致胎儿、新生儿血小板减少，严重者有发生颅内出血的危险；但胎儿血小板减少为一过性，脱离母体的新生儿体内抗体逐渐消失，血小板逐渐恢复正常。

13. 血小板减少会不会遗传？

血小板减少会遗传，遗传性血小板减少按照遗传类型可分为常染色体显性遗传、常染色体隐性遗传和 X 连锁隐性遗传。如 Wiskott-Aldrich 综合征、ANKRD26 相关的血小板减少症、伴急性髓性白血病倾向的家族性血小板减少、DiGeorge 综合征和 Velocardiofacial 综合征等。妊娠期血小板减少大多数是后天获得，部分抗血小板抗体通过胎盘进入胎儿血液循环，引起胎儿血小板破坏，导致胎儿、新生儿血小板减少，此胎儿血小板减少为一过性，脱离母体的新生儿体内抗体逐渐消失，血小板逐渐恢复正常，不具有遗传性。仅少数血小板减少具有遗传性。

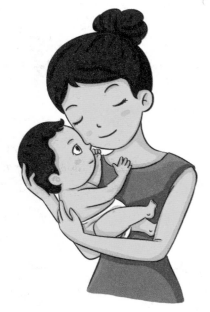

14. 孕期血小板减少如何治疗？

妊娠期血小板减少患者需定期随访血小板水平，根据病因及血小板水平采取相应的治疗措施，对于监测的频率没有循证医学方面的推荐，因而随访的计划由医生的临床决策而定。

与妊娠期高血压疾病相关的血小板减少（$< 100 \times 10^9/L$）的主要治疗方法就是终止妊娠。分娩方式主要由孕周、胎位、宫颈条件，以及孕妇及胎儿的情况决定。重度子痫前期相关血小板减少导致的大出血并不常见，然而手术部位的渗血比较常见。在血小板 $< 50 \times 10^9/L$ 且血小板数量迅速下降或者存在凝血功能障碍时应考虑备血及血小板；血小板 $< 20 \times 10^9/L$ 或剖宫产时或有出血时，应输注血小板、新鲜冻干血浆。但由于这些孕妇存在血小板破坏的增加，输注效果可能欠佳。因此，当需要进行剖宫产时，为减少术中大出血风险，建议术前血小板水平

应＞$50×10^9$/L。产后 24～48 小时内血小板水平通常会继续下降，继而迅速地回升，大多数患者在产后 2～6 天血小板都将＞$100×10^9$/L。若产后血小板持续减少，应当考虑由其他疾病引起。

特发性血小板减少性紫癜（ITP）患者：一旦妊娠，一般不必终止妊娠，只有严重血小板减少在妊娠早期就需要糖皮质激素治疗者，可考虑终止妊娠。那么特发性血小板减少性紫癜治疗方法有哪些？

（1）皮质类固醇激素和（或）联合静脉内免疫球蛋白是孕妇特发性血小板减少性紫癜的一线治疗方法，妊娠期血小板＜$50×10^9$/L，有出血症状，可用泼尼松 40～100 毫克／天，待病情缓解后逐渐减量至 10～20 毫克／天维持。

（2）对皮质激素反应不佳、使用皮质激素有严重不良反应以及需要迅速升高血小板的情况可选用丙种球蛋白 400 毫克／（千克·天），5～7 天为一疗程。

（3）对于一线治疗失败的 ITP 患者，有严重出血倾向，血小板＜$10×10^9$/L，可考虑脾切除手术，最好在妊娠 3～6 个月进行。仅当在控制危及生命的大出血或手术前推荐进行血小板输注暂时缓解。并且输注量要为常规输注量的 2～3 倍，同时使用高剂量的皮质激素或者静脉内免疫球蛋白。输注后血小板仅可短时间维持。分娩方式原则上以阴道分娩为主，适当放宽剖宫产指征。

15. 孕期急性阑尾炎对母胎影响有哪些？

妊娠期急腹症常见急性阑尾炎和急性胰腺炎，当急腹症发生时，会对母胎产生不良影响，我们要及时诊断和治疗。

对母体，妊娠期阑尾炎穿孔继发弥漫性腹膜炎较非孕期多 1.5～3.5 倍。对围产儿而言，急性阑尾炎时全身炎症反应及弥漫性腹膜炎可导致胎儿缺氧甚至窒息死亡；诱发子宫收缩导致流产、早产；妊娠期间手术、药物对胎儿产生不良影响，围产儿死亡率增加。

16. 如何诊断孕期急性阑尾炎？

在不同妊娠时期，急性阑尾炎的临床表现差别较大：妊娠早期急性阑尾炎的症状和体征与非孕期基本相同，腹部疼痛仍是最常见症状，约80%的患者有转移性右下腹痛，以及右下腹压痛、反跳痛和腹肌紧张。

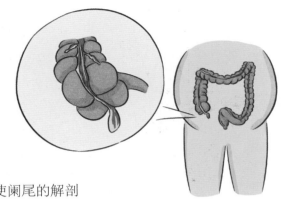

妊娠中、晚期因增大的子宫使阑尾的解剖位置发生改变，常无明显的转移痛，腹痛和压痛的位置较高；当阑尾位于子宫背面时，疼痛可能位于右侧腰部；妊娠中晚期增大的子宫撑起壁腹膜，腹部压痛、反跳痛和腹肌紧张常不明显。

炎症严重时可以出现中毒症状，如有发热、心率增快等；常合并消化道症状，如恶心、呕吐、厌食等。由于妊娠期有生理性白细胞增加，当白细胞计数超过 $15 \times 10^9/L$、中性粒细胞增高时有诊断意义，尿液检查常无阳性发现，诊断不清时，采用超声检查可发现肿大阑尾或脓肿。

17. 孕期急性阑尾炎如何治疗？

妊娠合并阑尾炎发生穿孔率为非妊娠期的 $1.5 \sim 3.5$ 倍，胎儿预后与是否并发阑尾穿孔直接相关。因此，妊娠期急性阑尾炎一般不主张保守治疗，一旦诊断确立，应在积极抗感染的同时立即行阑尾切除术。手术方式可选择开腹手术或腹腔镜手术。妊娠中晚期高度怀疑急性阑尾炎而难以确诊时，应积极考虑剖腹探查。

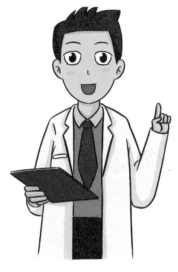

除非有产科急诊指征，原则上仅处理阑尾炎而不同时行剖宫产术。

但以下情况可先行剖宫产术再行阑尾切除术：①术中暴露阑尾困难；②阑尾穿孔并发弥漫性腹膜炎，盆腔感染严重，子宫已有感染征象；③近预产期或胎儿基本成熟，已具生存能力。

术后需继续妊娠者，应选对胎儿影响小，对病原菌敏感的广谱抗生素继续抗感染治疗（建议甲硝唑和青霉素类或头孢菌素类等联合使用），术后3～4日内应给予宫缩抑制剂，避免流产或早产的发生。若同时行剖宫产术，术后积极抗感染治疗。

18. 孕期急性胰腺炎如何诊断？

急性胰腺炎是多种病因导致胰酶在胰腺内被激活后引起胰腺组织自身消化、水肿、出血甚至坏死的炎症反应。

（1）症状：腹痛为常见症状，多见于进食高脂饮食、饱餐后发作，疼痛可呈阵发性加剧，多位于左上腹，可放射至腰背肩部。由于妊娠期宫底升高，胰腺位置相对较深，腹痛症状可不典型。可伴有恶心、呕吐、腹胀、黄疸、发热等症状。重症胰腺炎者可出现脉搏细速、四肢厥冷等休克症状，亦可出现水、电解质紊乱、呼吸急促、发绀、少尿、胃肠道出血等多脏器功能衰竭表现。可导致胎儿严重缺氧、死胎、胎儿生长受限、流产或早产等。

（2）体征：腹胀与腹痛同时存在，轻者常表现为上腹部压痛，无明显肌紧张。重症者可表现为反跳痛、肌紧张、肠鸣音减弱或消失，移动性浊音阳性等腹膜炎、腹腔积液体征。合并腹腔内压力增高可以导致腹腔间隔室综合征，少数重症患者因出血经腹膜后途径进入皮下，左腰部及脐周皮肤有青紫色斑 (Grey-Tumer 征和 Cullen 征)。

（3）辅助检查：

1）胰酶测定：血清、尿淀粉酶测定是最常用的诊断方法。血清淀粉酶在发病数小时内升高，24 小时达高峰，48 小时开始下降，4～5 日降至正常；尿淀粉酶在发病后 24 小时升高，48 小时达高峰，1～2 周恢复正常。血清淀粉酶正常时不能排除急性胰腺炎，因为胰腺广泛坏死时，淀粉酶也可不增高。必要时可行腹腔穿刺检测腹腔积液淀粉酶。血清脂肪酶一般在起病后 24～72 小时升高，持续 7～10 日，其持续时间较长，其特异性和敏感性优于淀粉酶。

2）影像学检查：超声检查可见胰腺弥漫性增大，出血坏死时可见强大粗回声，胰腺周围渗液成无回声区，但由于肠胀气而影响诊断效果。CT 增强扫描，可判断有无胰腺渗出、坏死或脓肿。即使是对胎儿有影响，如果需要仍可采用。磁共振可以提供与 CT 类似的信息，在评估胰腺坏死、炎症范围以及有无游离气体时有一定意义。

19. 孕期急性胰腺炎如何治疗？

如果无并发症及器官功能障碍，保守治疗往往可获得较好的疗效。但对于重症胰腺炎，应争取在 48～72 小时内尽快手术治疗。

（1）保守治疗：禁食、禁水，持续胃肠减压减轻腹胀、降低腹腔内压力。静脉补液，防治休克，完全肠外营养，抗休克治疗，维持水、电解质平衡。及时使用抑制胰酶的药物，如生长抑素、H_2 受体拮抗剂或质子泵抑制剂等。虽药物能通过胎盘，但病情危重时仍须权衡利弊使用。适当缓解患者疼痛，首选哌替啶 50～100 毫克，可加用阿托品，禁用吗啡以免造成奥迪（Oddi）括约肌痉挛。未明确病原体前建议使用大剂量广谱抗生素控制感染。

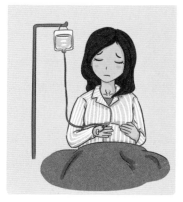

（2）手术治疗：对于病情较重，有以下症状者建议手术治疗。①腹膜炎持续存在，不能排除其他急腹症。②重症胆源性胰腺炎伴壶腹部嵌顿结石，合并胆道梗阻感染者，应尽早手术解除梗阻。③胰腺坏死，腹腔内大量渗出液体，迅速出现多脏器功能损伤者应手术消除坏死组织并充分引流。④合并肠穿孔、大出血或胰腺假性囊肿。

20. 孕期急性胰腺炎需不需要终止妊娠吗？

孕期急性胰腺炎会对胎儿造成不良影响，可导致胎儿严重缺氧、死胎、胎儿生长受限、流产或早产等。

治疗期间密切监测胎儿宫内情况，可适当使用宫缩抑制剂预防早产。病情较轻保守治疗有效的，待病情控制后再终止妊娠，如已临产可自然分娩。病情危重时，如评估胎儿已可存活，应立即剖宫产。

21. 妊娠期糖尿病的饮食有哪些注意事项？

妊娠期糖尿病是指妊娠期首次发现或发生的不同程度的糖耐量异常。妊娠期糖尿病对母儿的影响已被大家广泛认识，如该类孕妇易发生妊娠期高血压、羊水过多以及流产、早产、胎死宫内、胎儿畸形、巨大儿、新生儿窒息等，妊娠期糖尿病对母儿危害较大，确诊为妊娠期糖尿病的孕妇，应及早就医，将血糖控制在正常范围，以降低母儿并发症、改善妊娠结局。而对于妊娠期糖尿病的孕妇，饮食控制是首先应该考虑的。但监测血糖不合格的孕妇经常遇到这样的困惑：我今晨只吃了一个小紫薯、一小份蒸菜、一碗米粥，餐后测血糖大于 8.0 毫摩尔 / 升，你们医生告诉我这也不能吃、那也不能吃，我到底可以吃啥啊？愁死人了。下面我们来学习一下吧！

（1）少量多餐、定时定量进餐对血糖控制非常重要。早、中、晚三餐的能量应控制在每日摄入总能量的 10%～15%、30%、30%，每次加餐的能量可以占 5%～10%，有助于防止餐前过度饥饿。

（2）管住嘴，迈开腿：提倡餐后散步。

（3）饮食清淡，控制植物油及动物脂肪的用量，少用煎炸的烹调方式，多选用蒸、煮、炖等烹调方式。

（4）少食或忌食食物：高淀粉食物，如土豆、山芋等；精致糖类，如白砂糖、绵白糖、红糖、冰糖等；甜食类，如巧克力、甜饼干、甜面包、果酱、蜂蜜等；熬煮时间过长或过细的淀粉类食物，如大米粥、糯米粥、藕粉等；油脂类，如花生类、瓜子、核桃仁、松子仁等。

（5）少食多餐，控制甜食、水果及脂肪量高的食品摄入量。草莓、苹果和猕猴桃应优先选用，香蕉、甘蔗、龙眼和葡萄等含糖量较高故不宜多吃。

（6）若用含淀粉高的根茎类食物如土豆、地瓜、芋头、莲藕等作素菜，则应从全天主食中减去相应量的主食。

（7）定期监测血糖，查尿常规监测尿酮体，血糖不能过高，亦不能过于控制饮食导致低血糖，那么血糖控制标准是多少呢？孕妇无明显饥饿感，空腹血糖控制在 3.3～5.3 毫摩尔 / 升；餐后 2 小时及睡前血糖控制在 4.4～6.7 毫摩尔 / 升；如严格饮食控制后血糖仍不理想，须至内分泌科就诊，采用胰岛素治疗。

张庆

（十九）
妊娠合并感染性疾病

1. 怀孕时得了妇科炎症该怎么办？

妇科炎症是已婚妇女容易碰见的疾病。如果孕妈妈得了妇科炎症对于自身和胎儿还是有一些影响的，尤其下面4种妇科疾病在孕期特殊时期容易患上。

（1）滴虫阴道炎：滴虫阴道炎是由滴虫引发的具有传染性的一种疾病。滴虫是一种体积非常小的寄生虫，喜欢在女性阴道、尿道中寄生。主要是通过性生活、洗具用具、厕所、游泳池等渠道传播。感染后白带会增多，内裤上会有稀薄脓性、黄绿色、泡沫状分泌物，并且还伴有外阴瘙痒。如果孕妈妈患有这种疾病，自己受罪不说，还容易导致胎膜早破、流产、早产等，对于胎儿的伤害非常大。

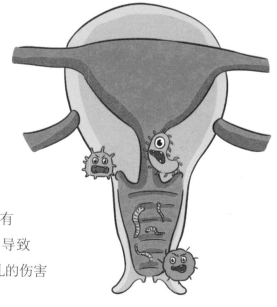

（2）细菌性阴道病：细菌性阴道病是由于女性阴道加特纳细菌引起的一种妇科疾病。宝妈如果患有细菌性阴道病，内裤上会出现灰白色分泌物，带有腥臭味，外阴瘙痒比较轻微。孕妈妈患有这种疾病也会有导致胎膜早破、早产、产褥感染、绒毛膜羊膜炎等的可能。

（3）慢性宫颈炎：主要是宫颈慢性细菌感染，使原本光滑的宫颈变得粗糙、易出血。孕妈妈如果患有宫颈炎内裤上的白带会增多，并且会有少量的出血，并伴随着下腰部的疼痛感。如果孕妈妈原来就有宫颈炎，在怀孕后，身体的激素分泌变化，会导致宫颈炎加重。一般情况下对胎儿是没有什么影响的，但是还是建议孕妈妈及时去医院做检查，看情况治疗，以免留下隐患，危害自己和胎儿的健康。

（4）真菌性阴道炎：孕妈患有真菌性阴道炎后，内裤上会出现浓稠、类似奶酪、豆腐渣样分泌物，并伴随阴道、外阴极度瘙痒，还有尿频、尿痛的情况。孕期容易反复发作，这是由于怀孕后，体内雌激素水平过高，加上自身免疫力下降，阴道微环境的平衡被破坏，导致白念珠菌大量繁殖造成的。有部分患者会引起胎膜早破，造成早产、流产，另外霉菌会在产道感染胎儿，使新生儿患鹅口疮。

阴道炎可以完全治愈，但治疗孕期阴道炎用药要特别慎重，需要根据阴道炎不同类型选用外用药局部治疗，孕期治疗阴道炎要彻底，切忌自行用药或者盐水清洗，最好到医院检验确定阴道炎的类型再遵医嘱用药。

2. 孕期宝妈该怎样预防妇科疾病呢？

（1）定期做产检。

（2）怀孕期间，尽量避免性生活。

（3）不要去一些卫生条件不好的浴室、泳池等公众场所。

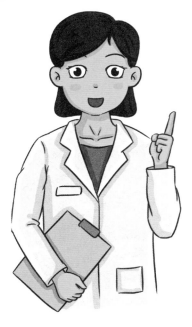

（4）做好自己的个人卫生工作，每天换洗内裤，清洗外阴，并且睡觉的床上用品要勤换洗。

（5）饮食上要注意清淡，不要吃过多的甜食、辛辣刺激的食物。

（6）适当锻炼，不要久坐。孕期久坐会导致外阴局部温度升高，给病菌繁殖制造了机会。

（7）一旦发现身体有异常要及时就医。

虽然这些妇科疾病让孕妈很难启齿，但是一旦发现，要及时到正规的医院进行检查治疗，切不可以因为害羞有所隐瞒，以免造成隐患，伤害胎宝宝与自身。

3. 得过梅毒还能怀孕吗？

梅毒是一种古老的疾病，已困扰人类数个世纪。它是由苍白密螺旋体感染引起的慢性全身性传染病，病原体是高度能动的螺旋状革兰氏阴性菌，绝大多数是通过性途径传播，临床上可表现为一期梅毒、二期梅毒、三期梅毒和潜伏梅毒。以阴部糜烂、外发皮疹、筋骨疼痛、皮肤起核而溃烂、神情痴呆为主要表现的传染病。现在，随着社会的开放，梅毒仍然是一个重大的全球健康问题。

妊娠期梅毒对母胎的影响：

（1）易诱发流产、早产、死胎、死产、低出生体重儿和先天性梅毒儿等，先天性梅毒儿占死胎 30% 左右，即使幸存，病情也较重。

（2）妊娠期感染梅毒，由于梅毒初期的高传染性，婴儿一般都被感染，易发生骨软骨炎及骨膜炎，以婴儿期为重；肝脾大、间质性肝炎及骨髓外造血；鼻炎、鼻梁下陷；慢性脑膜炎、动脉内膜炎、慢性咽炎、中耳炎等。新生儿的病死率及致残率均明显增高。

妊娠合并梅毒是可以治疗的。青霉素是治疗梅毒的首选药物，注射用药可保证药物的生物利用度,妊娠期合并梅毒不同病期的治疗方法与非妊娠期梅毒相似。通过正规的治疗，可以避免发生严重的后果。

该如何预防呢？

（1）在梅毒高发区或高危孕妇，妊娠晚期和临产前再次筛查以做到早发现及时治疗。

（2）妊娠20周后出现死胎者均须筛查梅毒以排除病因。

（3）洗浴时避免坐在公共澡堂的座椅上，在公共场所避免使用坐便式马桶。

（4）要洁身自好，避免不洁性交及不正当的性关系，必要时使用避孕套以减少疾病的传播。

（5）讲究卫生，避免使用公共物品。

（6）家中有人患梅毒时，要早期治疗，防止交叉感染。

（7）患者的内衣、床单以及被患者分泌物污染的用具可用煮沸或消毒液浸泡法消毒。

（8）避免劳累、熬夜、上火、大量饮酒、过度焦虑等,加强身体素质,提高免疫力以抵抗病原体侵入。

（9）加强营养，多食富含蛋白质和维生素类食物，禁饮烈酒。

如果孕前患有梅毒，最好规范治疗，治愈后再怀孕。如果孕期感染要尽早规范足量治疗，但要观察对胎儿的影响。妊娠期梅毒不仅对孕妇本身有危害，对胎儿也有很大的危害，我们应该加强防范，做到早发现、早诊断、早治疗。

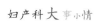

4．孕期尖锐湿疣是怎么传染上的？对孩子有影响吗？

尖锐湿疣（CA）是由 HPV 感染引起的，以皮肤黏膜疣状增生性病变为主要表现的性传播疾病，高复发性是本病的特点。既往 HPV 感染的育龄期妇女，即使治愈后妊娠，其妊娠期间再次感染 HPV 的发生率要高于正常。

由于妊娠期盆腔外生殖器血运丰富，阴道分泌物增多，增加了细菌和病毒的易感性，胎盘分泌大量的绒毛膜促性腺激素、雌激素、孕激素、胎盘催乳素等抑制免疫反应使母体出现免疫耐受或免疫反应无应答，且胎儿宫内发育过程中也可产生大量胚胎抗原抑制母体的免疫反应。因此，母体的抗病毒感染能力降低，加之妊娠期 HPV 复制活跃，且阴道分泌物增加，利于 HPV 生长，所以妊娠期 HPV 感染较非孕期活跃，可出现多发、巨大下生殖道疣状物。通常，分娩后可见到疣体缩小或消退以及细胞学改变消失。

目前，尚未见 HPV 感染致新生儿畸形、临床发病或感染，但有垂直传播的可能，存在致新生儿呼吸道乳头瘤病可能。妊娠期生殖道 HPV 感染导致新生儿呼吸道乳头瘤病的发病。有研究表明，在孕前已接种了 HPV 疫苗，其对病毒的母婴垂直传播无阻断效应。

虽然妊娠期 HPV 感染对新生儿预后影响相对较小，但 HPV 感染对女性危害很大，所以我们建议除正常的定期宫颈癌筛查外，计划妊娠前应行 HPV 检测。

有些专家认为妊娠期 HPV 感染的发生率高于非孕期，且孕晚期 HPV 感染的发生率明显增高，但我们认为一部分孕期 HPV 感染在分娩后自然转阴，且孕期检测结果阳性对临床治疗的指导意义较小，所以并不建议对于妊娠前已行 HPV 检测的孕妇在孕期再次检测。对于妊娠妇女，应尽量避免 HPV 感染高危因素的发生，降低妊娠期 HPV 感染的风险。

最重要的是，我们要做到以下几点以积极预防尖锐湿疣的发生：

（1）加强健康教育，避免不安全性行为，如非婚性行为。

（2）使用安全套可以降低生殖道 HPV 感染的危险性，也可以减少 HPV 感染相关疾病（即 CA 或宫颈癌）的危险性。

（3）注射 HPV 疫苗。

徐一鸣

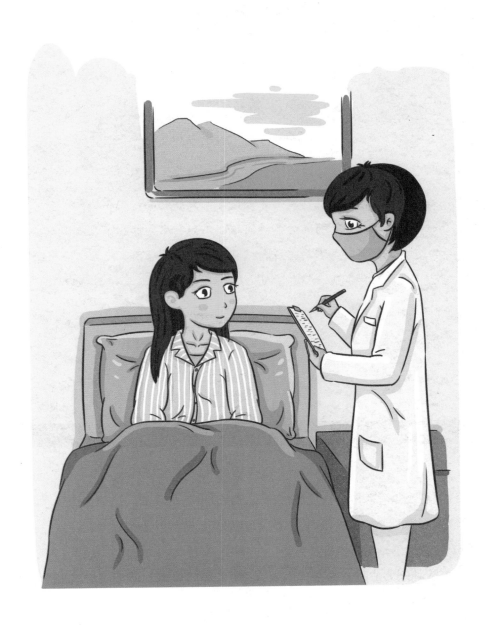

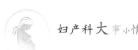

（二十）
产褥期并发症

十月怀胎，一朝分娩。生产之后又会
面临哺乳问题，乳汁是婴儿最适合的天然食品，但孕妈
妈们又会遇到产后哺乳的各种问题，比如发生急性乳腺炎该
怎么办？有哪些人群不适合哺乳？由于各种原因不能母
乳喂养了，又怎么回奶？

1. 急性乳腺炎怎么处理？

急性乳腺炎是乳腺的急性化脓性感染，是乳腺管内和周围结缔组织炎症。当发生急性乳腺炎时，孕产后妈妈会感到乳房胀痛，体温升高，需要及时处理，治疗原则就是清除感染、排空乳汁。

（1）脓肿未形成时，给予抗生素治疗，首选青霉素，或用耐青霉素酶的苯唑西林，或头孢一代抗生素如头孢拉定。对青霉素过敏者，则应用红霉素。抗生素可通过乳汁影响婴幼儿的健康，故四环素、氨基糖苷类、奎诺酮类、磺胺类、甲硝唑等不宜应用。

（2）脓肿形成后做切开引流，为避免损伤乳管而形成乳瘘，应做放射状切开。乳晕下脓肿应沿乳晕边缘做弧形切口，深部脓肿或乳房后脓肿可沿乳房下缘做弧形切口，经乳房后间隙引流。脓肿切开后应以手指轻轻分离脓肿的多房间隔，以利引流。脓腔较大时，可在脓腔最低部位另加切口做对口引流。

（3）一般不停止哺乳：因停止哺乳不仅影响婴儿的喂养，而且提供了乳汁淤积的机会。但患侧乳房应停止哺乳，并以吸乳器吸尽乳汁，促使乳汁通畅排出。停止哺乳的指征：感染严重；脓肿引流术后并发乳瘘。

2．哪些人不宜哺乳？

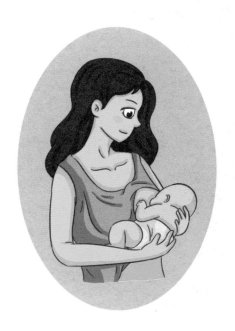

主要包括母亲患传染病急性期、严重器官功能障碍性疾病、严重的产后心理障碍和精神疾病、婴儿患有乳糖不耐受症等不宜进行母乳喂养的疾病，另外母亲酗酒、暴怒、服用对婴儿有影响的特殊药物等情况下不宜哺乳。

3. 怎么回奶？

最简单的回奶方法是停止哺乳，必要时可辅以药物。

常用的回奶药有：①生麦芽 60～90 克，水煎当茶饮，每日 1 剂，连服 3～5 日。②芒硝 250 克分装两纱布袋内，敷于两乳房并包扎，湿

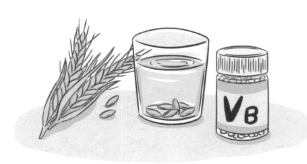

硬时更换。③维生素 B_6 200 毫克，每日 3 次，连服 3～5 日。

甾体激素、溴隐亭等回奶药物不推荐作为一线药物。

4. 如何认识并早期发现产后抑郁？

产后抑郁有时候会发生的无声无息，不容易被发现和引起重视，但产后抑郁严重影响产妇的生活，甚至会影响周围人群，它就像是一个隐形的炸弹，杀伤力无穷，所以我们需要提早排查，尽早发现。那么，如何发现早期抑郁？为什么会发生产后抑郁？患产后抑郁我们应该怎么做？对于产后妈妈，如何预防产后抑郁？

产后抑郁又称产褥期抑郁症，是产褥期精神障碍的一种常见类型，主要表现为焦虑、悲伤、紧张、内疚、哭泣、恐惧、感情淡漠、烦躁，甚至有绝望、伤婴或自杀等一系列想法和行为的一种疾病。通常在产后 2 周内出现症状，产后 4～6 周症状明显，可在 3～6 个月内自行恢复，也可持续 1～2 年。为减轻患者心理负担，避免引发严重不可逆的后果，需要及时治疗。

如果出现了上述症状，及时到心理科就诊，请心理专科医生进行诊断。

5. 为什么会有产后抑郁？

（1）产妇产褥期机体各系统变化较大，且妊娠及生产过程中容易诱发雌激素及孕激素波动，从而导致发生产后抑郁的风险加大。

（2）分娩后产妇体内的儿茶酚胺减少，影响产妇高级脑细胞的正常活动，导致产妇出现疲惫、情绪低落等情况，且内分泌失调，容易产生不良情绪。

（3）对于养育婴儿，产妇没有做好充分的心理准备，一时难以适应角色的转变，缺乏养育好婴儿的信心，极易产生消极情绪。

（4）产妇亲属过多地关注新生婴儿，对产妇缺乏足够的关注，容易让产妇产生抑郁情绪。

（5）产妇需要定时进行母乳喂养，得不到充足的睡眠，容易产生负面情绪。

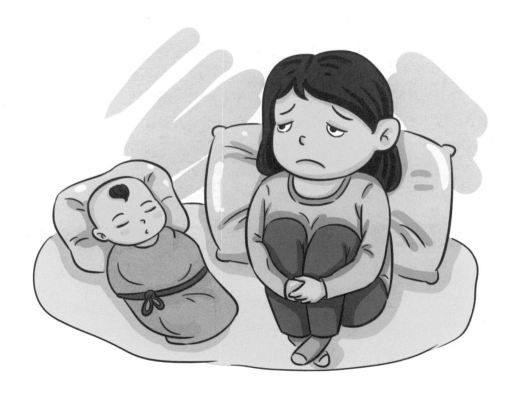

6. 患了产后抑郁，我们应该怎么办？

产后抑郁不可怕，但我们也不能掉以轻心，对产后抑郁的处理原则包括早期发现，早期诊断，选择一种安全而有效的治疗方案以减轻患者的身心损害，并尽量减少对婴幼儿的伤害。

（1）一般教育及基础照顾：对于一些轻度产后抑郁的患者对其进行产后健康知识的宣教能消除其恐怖紧张情绪。与抑郁症患者接触的医务人员应重视患者精神上的需要，利用一切机会倾听患者的特别经历，并给予必要的帮助，改善孕产妇的精神状态。

（2）心理治疗：对一些轻型的，无功能损害的患者可单独使用心理治疗，对重症抑郁患者也可作为辅助治疗手段，主要包括个体治疗、集体治疗、夫妻治疗及母－儿互动治疗等。

（3）抗抑郁药物治疗：抗抑郁药物是否应该被应用到哺乳期仍存在争议。

（4）激素治疗：产后抑郁的发生与产后体内性激素水平的急剧下降有关，雌激素已被证实对治疗产后抑郁有效，孕激素的疗效目前仍不确定。

（5）其他辅助方法：对有产后抑郁的母亲进行按摩放松治疗或让有抑郁的母亲学习婴儿按摩能改善产后抑郁的症状，同时婴儿按摩还有助于改善母儿关系。

7. 如何预防产后抑郁？

产妇经历过生产之后，心理脆弱，需要家人呵护和关心，同时，产妇自己也要多给自己减压。总之，生过宝宝的妈妈很伟大，我们要多鼓励，多交流，多关心。

（1）家人多帮忙。家人要尽可能地伸出援手，多帮助照顾新生儿，并且照料产妇的饮食起居。尤其是丈夫的角色更加重要，要注意产妇发出的产后抑郁预警信号，并及时帮助妻子化解。

（2）保护脆弱的脾胃。脾胃消化能力不强的人往往更容易抑郁。所以，我们要保护好脾胃，平时熬汤或者煮菜的时候，可以多放些砂仁、陈皮、党参、山药、白扁豆等健脾益气的食材和佐料。

（3）听轻松的音乐。多听听音乐，多到户外感受鸟语花香，能帮助我们放松心情，可以在一定程度上预防抑郁症的产生。

（4）静功调养。打坐、吐纳、深呼吸、练瑜伽等，都能使我们处于一种相对安静的放松状态。这时的心率、脉搏会随着我们每一次深长的呼吸，慢慢地降下来，并逐渐变得平稳。这有助于平复焦躁的心情，保持身心愉悦。

张庆

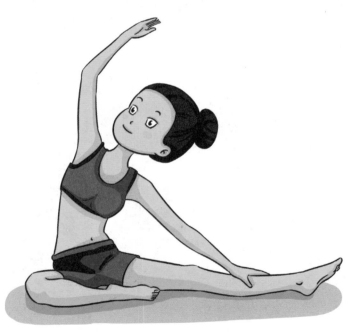

（二十一）
胎儿异常及羊水量异常

1. 胎儿脑积水会有什么严重后果？下次怀孕还会有这种情况吗？

胎儿脑积水是以脑室系统扩大伴脑脊液梗阻为特征的一类先天性畸形，不伴原发性脑萎缩，伴或不伴头颅增大。脑积水是由于脑脊液的产生和吸收失去平衡引起脑室系统和（或）蛛网膜下腔扩大而积聚大量脑脊液，可导致颅内压增高。胎儿脑积水是指在产前即发生并获得诊断的脑积水，其包括原发性和继发性脑积水。原发性（先天性）脑积水是由神经系统畸形导致，如脑脊膜膨出，同时可能存在染色体或基因畸形；继发性（获得性）脑积水，大多继发于胎儿期发生的颅内出血、感染、大脑肿瘤等。

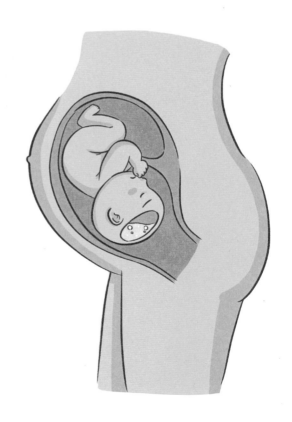

根据脑脊液动力学进化理论，脑脊液动力系统的形成是一个不断发育成熟的过程。在胎儿早期，像动物的微小脑脊液通路系统，以脑和脊髓组织、血管系统、神经根鞘和软脑膜（间质空间）发育成熟为主，逐渐发育成熟过渡到成人大脑系统的主要脑脊液通路，即从脑室系统至蛛网膜下腔。帕基奥尼体在婴儿期才开始逐渐出现并不断发育成熟，其在主要脑脊液通路系统的脑脊液重吸收中起重要作用。因此，胎儿、新生儿、婴儿期的脑脊液通路主要是以微小脑脊液通路占主导地位。

胎儿超声及胎儿 MRI 检查可以帮助早期发现脑积水，染色体核型分析、基因检测、TORCH 检查可协助明确病因。可动态超声检查和每 4 周查头颅 MRI 观察胎儿脑积水的进展情况。

胎儿脑积水会有什么后果？

（1）智力问题：有脑积水的胎儿出生后很可能有智力问题。症状较轻的会记忆力及计算力减退，常伴有迟钝、淡漠、缄默等。重者可呈痴呆。少数可有激动、易怒、哭笑无常、幻觉、谵妄等。这是因为脑积水会破坏胎儿脑部的结构，从而对智力有影响。

（2）行动障碍：若是脑部受到损害，也会导致脑部向身体传播命令的能力下降，出现行动障碍。主要表现为起步困难，行走缓慢不稳，有的甚至会轻度瘫痪，严重的甚至会导致四肢中枢性瘫痪的情况。

（3）小便困难：脑积水患儿还可能出现尿便频繁、尿失禁或排尿困难等问题，不过是晚期的症状表现。

怀过脑积水胎儿的女性下次怀孕最好是在引产术后半年再怀孕，不要过早受孕。导致胎儿脑积水原因有遗传因素、病毒感染、营养物质缺乏等，因此再次怀孕不一定会发生这种情况。

随着生活环境的改变，脑积水的病因日趋多样化，为了有效控制胎儿脑积水的发生，产前检查必不可少，适当年龄生育，对预防胎儿脑积水的发生有一定意义。胎儿脑积水是一种非常可怕的疾病，对宝宝影响非常大，因此准妈妈们在怀孕前期一定要注意做排畸检查。

2.羊水穿刺发现胎儿为唐氏综合征该怎么办？

大家都知道我们人类有46条23对染色体，包含了调控胎儿发育的全部遗传信息，如果多了一条或少了一条都会造成胎儿严重的发育缺陷，甚至在妊娠的早期自动停止发育而自然流产掉了，能出生的染色体病主要是13、18和21号染色体三体异常。其中最常见的是唐氏综合征（Down综合征），又称21-三体综合征，占染色体疾病的90%以上。如不加干预，每600~800名新生儿中就会有1名唐氏儿。唐氏儿含有3条21号染色体（正常人含2条21号染色体），从而发病。

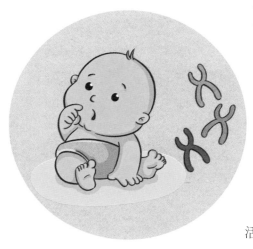

唐氏综合征患儿可出现严重的畸形和功能障碍，表现为：严重智力低下、特殊面容（面容呆滞、眼距宽、耳位低、鼻根低平、伸舌等）、精神体格发育迟滞，并可伴有其他严重的多发畸形和疾病，如先天性心脏病、消化道畸形、先天性甲状腺功能减退、白血病等。这些患儿如无严重畸形，可存活到成年，但丧失劳动能力及生活自理能力，迄今没有根治方法，危害极大，成为家庭和社会的巨大负担。染色体病是从头到脚的异常，而且没有治疗的方法，我们目前所能做的就是将这一切如实告知夫妇，由夫妇做出去或留的决定。因此孕期一定要做相关检查，尽早发现胎儿是否异常。

对羊水或绒毛行染色体核型分析是诊断唐氏儿或其他染色体异常的金标准。羊水穿刺诊断胎儿染色体异常、神经管缺陷和遗传性疾病的准确率高达98%~99%。这是一种在超声定位引导下用穿刺针穿入羊膜囊内抽取10~20毫升羊水的检测技术。因羊水内含有胎儿组织（如皮肤细胞和胎儿代谢废物），检查羊水可评估胎儿是否发育正常以及是否会发生严重健康状况或异常。

羊水穿刺发现21-三体综合征生下健康宝宝的概率并不高，甚至为0。所以，在羊水穿刺检查结果为21-三体综合征时，最好终止妊娠，才能避免胎儿持续出现畸形的发育。当然，在充分告知患者21-三体综合征的相关风险之后，医生最终会尊重夫妻双方的意见。如果孕妇选择终止妊娠，需要避孕半年，对身体做全面性的调养。

对于每个准妈妈来说，我们都希望将来生育一个健康优质的宝宝，所以，孕前检查就显得尤为重要，在这里我们提醒各位准妈妈一定要定期围保，尽可能提早发现一些先天性疾病并采取有效预防及治疗措施。

3.怀了双胎为什么一个孩子大一个孩子小？围保有什么特殊要检查的吗？

随着辅助生殖技术的发展及高龄孕妇的增多，双胎妊娠的发生率逐年上升。对大多数准妈妈来说，当发现自己怀的是双胞胎时都充满了激动与喜悦，但是，准妈妈们在欣喜同时也要注意，现在双胎妊娠已经成为导致流产、早产、出生缺陷及围产儿发病率和病死率增加的重要原因。

双胎分为双卵双胎和单卵双胎两类。

（1）双卵双胎：由2个卵子分别受精形成的双胎妊娠，称双卵双胎，约占双胎妊娠的2/3。其发生与种族、遗传、促排卵药物及辅助生育技术的应用有关，双胎的遗传基因不完全相同，故形成的两个胎儿有区别。胎盘多为分离的两个，也可融合成一个，但胎盘内血液循环各自独立。形成两个羊膜腔，中间隔有两层羊膜及两层绒毛膜，若两个胎盘融合，则两层绒毛膜也融合。

（2）单卵双胎：由一个卵子受精后分裂而形成，其性别相同。临床中要分清双胞胎，仅仅关心卵性是远远不够的，更重要的是要明确双胞胎的绒毛膜性。根据受精卵分裂的时期不同，会发展出以下几种不同的类型：双绒毛膜双羊膜囊双胎、单绒毛膜双羊膜囊双胎、单绒毛膜单羊膜囊双胎以及连体双胎。下面这几张图生动形象地向大家展示了多胎妊娠的不同类型：

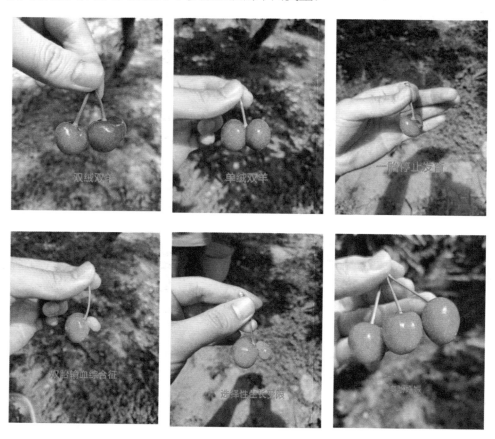

（图片来自郑大三附院妇产科牛志军）

其中，选择性宫内生长受限（sIUGR），又称选择性胎儿生长受限，也就是我们平时所见到的双胞胎有一个孩子大一个孩子小这种情况，这是单绒毛膜双羊膜囊双胎妊娠特有复杂并发症之一，其发病率占单绒双羊双胎妊娠 10%～15%。目前较为广泛使用的 sIUGR 诊断标准是：单绒毛膜双胎，至少 1 个胎儿的超声检查估测体重小于相应孕周的第 10 百分位数。

导致选择性胎儿生长受限发生及影响其自然病程及转归的因素主要来源于两个方面：①供应 2 个胎儿的胎盘面积比例不均衡，是导致选择性胎儿生长受限的重要原因；②单绒毛膜性双胎的特殊性——不同类型胎盘血管吻合的存在是造成选择性胎儿生长受限自然病程及转归呈现多样性的重要因素，也是影响 sIUGR 预后最关键的因素。

关于双胎妊娠在围保过程中有没有什么特殊检查？

如何对双胎妊娠进行产前染色体异常筛查及双胎结构筛查？

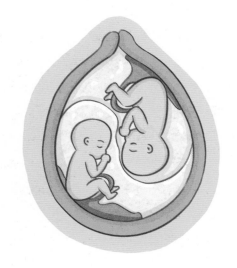

建议在孕 11 ~ 13^{+6} 周用超声检测胎儿颈项透明层厚度（NT）和其他超声软标志物来评估胎儿发生唐氏综合征的风险，这种方法对于唐氏综合征的检出率可以达到 80%。在 18 ~ 24 周，最晚不要超过 26 周对双胎妊娠进行大结构筛查。双胎妊娠容易因胎儿体位的关系影响结构筛查的质量，筛查较为困难，有条件的医疗机构可根据孕周分次进行包括胎儿心脏在内的结构筛查。

如何对双胎进行细胞遗传学诊断？

由于双胎妊娠有创性产前诊断操作带来的胎儿丢失率要高于单胎妊娠，另外还涉及发现一胎异常后的后续处理（如选择性减胎），因此双胎的细胞遗传学检查应该在有进行胎儿宫内干预能力的产前诊断中心（胎儿医学中心）进行。在做羊膜腔穿刺或绒毛穿刺前要对每个胎儿做好标记，如胎盘位置、胎儿性别、脐带插入点、胎儿大小、是否存在畸形特征等。

如何进行双胎的孕期监护？

由于双胎妊娠的妊娠期并发症发生率较单胎妊娠增高，需要在孕晚期适当增加产前检查的次数。对于单绒毛膜双羊膜囊双胎的围产儿，因其发病率和死亡率很高，建议自妊娠 16 周开始至少每 2 周进行一次超声检查，评估的内容包括双胎的生长发育、羊水分布和胎儿脐动脉血流等，并酌情对胎儿大脑中动脉血流和静脉导管血流进行检测。

最后，祝愿所有怀双胞胎的父母都能顺利生出健康、快乐的宝宝。

4.快生产了，发现羊水过多怎么办？

　　很多准妈妈会因为羊水偏少住院，与此相对的还有另外一种疾病，那就是羊水过多，各位准妈妈们也不要忽视。

　　首先，我们就来说一下什么是羊水。羊水是妊娠时子宫羊膜腔内的液体，羊水中98%～99%是水，1%～2%是溶质，其中，溶质中50%是有机物，50%是无机盐，此外，还有极少量的细胞，在整个妊娠期间，它是维持胎儿生命所不可缺少的重要组成部分。羊水在母体是一种动态循环的状态，在妊娠中期，胎儿开始排尿，同时吞咽、吸入羊水，这些过程起着控制羊水量的作用。

　　正常情况下，足月妊娠时，羊水量为800～1 000毫升，羊水量大于2 000毫升称为羊水过多，发生率为0.5%～1%。另外，在临床工作中，医生常用羊水指数来判断孕妇体内羊水量是否正常。羊水指数（AFI）正常值范围是5～18厘米，羊水指数≥25厘米诊断为羊水过多。

　　羊水可以给胎儿提供一个活动空间，这对于胎儿的肌肉骨骼系统的发育很重要；胎儿能正常吞咽羊水对于其胃肠道的发育也很重要，羊水还可以给胎儿提供一个恒温的保护环境，使胎儿免于受子宫的直接压迫，以及在孕妇的腹部受冲击时使胎儿免受伤害。羊水还有另外一个特殊的抑菌功能，使胎儿宫内感染的机会下降。

　　当出现羊水过多时，最重要的是寻找原因。有的孕妇误认为大量饮水是造成羊水过多的原因，这是不正确的认识。造成羊水过多最常见的原因是胎儿畸形。胎儿吞咽在羊水回流中起重要作用，这种情况常见的就是消化系统发育异常，比如食管闭锁、肠道梗阻或扭转等，宝宝不能吞咽羊水，导致平衡被打破，只产生不消耗，从而羊水过多。除了消化系统发育异常，还可见中枢神经系统异常，如无脑儿、脑膨出、显性脊柱裂使羊水形成过多。另外，染色体异常、母儿血型不合溶血、巨大胎盘、脐带帆状附着也可导致羊水过多。双胎妊娠羊水过多发生率远比单胎妊娠高10倍以上。如果准妈妈血糖高，葡萄糖透过胎盘屏障，宝宝血

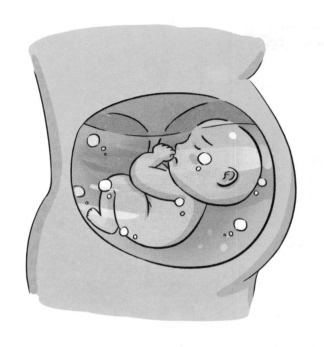

糖也会升高，导致渗透性利尿，宝宝小便多了，羊水也会多，所以定期检测妈妈血糖还是很必要的。还有约1/3的孕妇是非特异性羊水过多，就是不明原因的，各项检查都没有看到异常，但还是有羊水偏多。其实，在临床工作中，即使做了全面详细的检查，仍有大约70%的羊水过多找不到明确病因的。

羊水过多的严重并发症包括胎膜早破、早产、胎盘早剥、宫缩乏力导致的产后出血等。羊水过多对母体容易产生压迫症状，使得膈肌上抬，影响心血管、心肺循环，造成呼吸困难，生命体征可能产生波动。如果影响下肢循环，可能造成下肢的静脉回流受阻，使得下肢肿胀、水肿、痔疮等。对胎儿来说，容易有胎位异常、早产、脐带脱垂的危险，也可能增加胎儿窘迫的发生率。

如果没有严重并发症的话，对于多数羊水过多的准妈妈来讲，无须过度担心，羊水过多在多数情况下是无须干预的。如果短期内羊水量明显增加，导致母亲严重不适、呼吸困难的话，可以考虑羊膜腔穿刺放羊水。

总的来说，被诊断为羊水过多，孕妈妈们无须太过惊慌，我们首先要明确是生理性还是病理性的，在妊娠晚期的羊水过多70%左右都是生理性的羊水过多，如果孕妈没有很严重的自主症状，这是无须担忧的。但是仍有一部分与疾病相关，可能与母体合并症有关，比如糖尿病，或与胎儿疾病有关，比如消化系统、泌尿系统发育异常或者染色体异常，这时需要进行羊水穿刺来进一步诊断，还有就是与胎儿附属物异常有关了，比如胎儿血管瘤等。

5. 围保发现羊水过少怎么办？

在临床工作中，我们常会遇到许多在预产期之前因为羊水量减少住院的孕妇，很多孕妈妈因此寝食难安，今天我们就来浅谈一下羊水过少的相关问题，让准妈妈对此有更清晰的认识，以减少焦虑的心情。

首先我们讲解一下羊水是怎么产生的，羊水的产生是一个有趣的过程，部分羊水来自于胎儿的尿液，部分来源于羊膜、胎肺、胎儿皮肤和脐带的渗出。胎儿边尿边喝，忙的不可开交，以此来保持羊水平衡，看到这里，准妈妈们可能要担心了，宝宝每天喝自己的尿液会不会对健康产生影响，当然不会了，羊水不仅不脏，而且还有具有抑菌的作用。

妊娠晚期当羊水量 <300 毫升时称为羊水过少。孕 28 周后 B 超诊断羊水过少的标准是羊水指数 <5 厘米或最大羊水池深度 <2 厘米。

羊水是宝宝生长发育的环境，具有缓冲外来压力的作用，使宝宝免受振荡，还可以防止宝宝的身体和羊膜腔粘连，有利于宝宝的正常发育，在分娩时还有助于扩张宫颈，有清洗及润滑产道的作用。羊水过少可以导致流产、早产、胎儿畸形、胎死宫内、分娩时疼痛感增强或死产等不良后果，所以我们要按时孕检，及时发现，积极治疗。

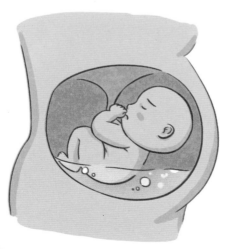

羊水过少的常见原因如下：

（1）血容量不足：当患者喝水少或由于呕吐、腹泻、发热等原因导致血容量不足时可以发生羊水过少。

（2）胎儿泌尿系统梗阻时由于尿液排泄受阻可以发生羊水过少。

（3）疾病的影响：甲状腺功能减退症、易栓症和糖尿病的患者可以发生羊水过少。

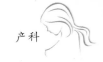

（4）一些感染性因素可以导致羊水过少。

（5）胎盘功能减退可以导致羊水过少。

（6）一些药物如吲哚美辛、利尿剂等可以引起羊水过少。

（7）胎膜破裂羊水流出可以导致羊水过少。

羊水过少的治疗与妊娠周数相关。孕中期发现的羊水过少常常合并宝宝畸形，需要细致检查（如进行脐血或羊水染色体检查，排除染色体异常）。当排除宝宝畸形可能后，可严密观察宝宝在宫内的情况及羊水量的变化。如果是由于母体血容量不足或缺氧引起羊水过少时，大量饮水、静脉输液及吸氧的确可以起到一定作用。对于凝血功能亢进的妈妈，可以皮下注射低分子肝素或者静脉注射低分子右旋糖酐，使血液不那么容易凝固，胎盘的血液循环更加通畅，利于羊水的形成。必要时还可以采用羊膜腔内灌注疗法，即在 B 超引导下用穿刺针经腹向羊膜腔内注入适量的生理盐水以改善羊水过少的状况。

每个妈妈都希望得到一个完美的宝宝，但其实每个人都是被上帝咬了一口的苹果，要学会接受不完美的完美。当遇到问题时不要焦虑，要配合医生积极检查及治疗，大多数问题都可以迎刃而解。

徐一鸣

（二十二）
胎儿附属物异常

前置胎盘是指孕 28 周后，胎盘附着于子宫下段，胎盘下缘达到或覆盖宫颈内口，位置低于胎先露部。凶险性前置胎盘是指既往有剖宫产史，此次妊娠为前置胎盘。目前更多学者建议将既往有剖宫产史，此次妊娠时胎盘附着于原子宫切口瘢痕部位者称为凶险性前置胎盘。凶险性前置胎盘易合并胎盘植入，极易导致剖宫产术中难以控制的大出血，大大增加了子宫切除率，甚至威胁孕产妇生命。

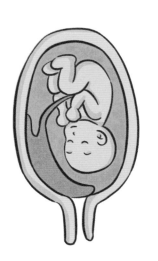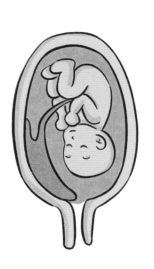

前置胎盘尤其是凶险性前置胎盘孕期易出现无痛性阴道出血，大多发生于孕晚期，甚至有短时间内大量出血可能，对孕

妇及胎儿都是特别危险的。对有剖宫产史的孕妇应早期筛查和诊断，一旦发现前置胎盘尤其是凶险性前置胎盘，一定到血源丰富、专业技术水平高及医疗设备先进的综合医院诊治。

诊断主要依靠超声及核磁共振检查。发现凶险性前置胎盘后应减少活动，卧位休息以左侧卧位为宜；一旦出现腹痛、出血等症状应立即就医；若无腹痛、出血，孕 35～36 周也应住院待产；注意胎动；避免增加腹压的活动，如用力排便、频繁咳嗽、久蹲等；不要有性生活；保持外阴清洁干燥；长期卧床者须多翻身活动并增加肢体活动，家属可帮助按摩，以防肌肉萎缩及血栓形成；规范产检，及时发现并纠正贫血，多食含铁丰富食物，如瘦肉、动物肝脏、枣等。

凶险性前置胎盘重在预防，引起前置胎盘的常见原因为子宫内膜的损伤，如多次刮宫、分娩等。降低首次剖宫产率是降低凶险性前置胎盘发生率的关键。因此做好避孕措施，尽量减少宫腔操作的次数，尽量避免第一胎剖宫产，没有手术指征最好选择阴道分娩。

2. 凶险性前置胎盘伴胎盘植入一定要切除子宫吗？剖宫产术中自体输血又是怎么回事？

文献统计，凶险性前置胎盘合并胎盘植入中，约 90% 剖宫产术中出血超过 3 000 毫升，10% 超过 10 000 毫升。因此，如何有效地减少出血量是凶险性前置胎盘合并胎盘植入手术成功的关键。

以往处理凶险性前置胎盘合并胎盘植入的有效方法是子宫切除，这种根治性的手术，虽然减少了并发症，但却使孕妇丧失了生育能力。保留子宫的手术如胎盘原位保留虽可降低子宫切除率，但孕妇晚期产后出血、严重感染的概率增加。因此选择合适的手术方式以减少术中、术后出血并降低子宫切除率是产科研究的热点问题及亟待解决的难题。

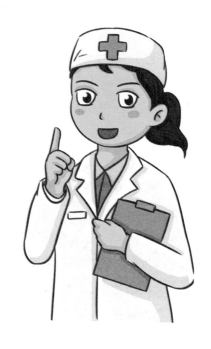

随着介入医学的不断发展，其在产科出血止血中的应用技术也逐渐成熟。凶险性前置胎盘伴胎盘植入术中、术后大出血常采用髂内动脉或子宫动脉栓塞可有效地减少出血量、降低子宫切除风险，但这种血管栓塞方法，往往是出现大出血后的一种补救办法。而腹主动脉球囊阻断应用于剖宫产术中有其独特优势，在剖宫产术前放置腹主动脉球囊导管，术中胎儿娩出后充盈球囊，阻断盆腔血供，减少术中出血同时利于术中止血，从而最大程度地减少孕妇失血量，大大提高了成功保留子宫的概率，基本上实现了零子宫切除率及零胎盘残留率。手术结束后撤出腹主动脉球囊导管，避免了血管介入栓塞相关子宫缺血、坏死等并发症的发生。

剖宫产术中自体输血即使用血液回收装置，将术中的失血回收后经洗涤、过滤浓缩制作成 45% ~ 65% 的浓缩红细胞再回输给患者。凶险性前置胎盘伴胎盘植入术中易出现大出血，异体输血率高，因此，自体输血在产科的应用越来越受到人们的关注。近年来的临床研究证实，自体输血在产科中的应用可有效减少或避免剖宫产术患者的异体血输注，其应用并未增加羊水栓塞、弥散性血管内凝血和感染的发生率，反而减少异体血输注所带来的并发症。自体输血有突出的优越性，在欧美国家已广泛应用。自体输血可避免血液传播性疾病的感染；回收的血液离体时间短，血小板和凝血因子仍具活力，有利于术后止血；不必做交叉配血，避免同种异体输血引起的差错事故，省时方便；稀有血型患者可快速得到血源，同时减轻了患者经济负担。

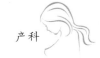

3．胎膜早破该如何应对？

（1）什么是胎膜早破？

胎膜是由外层的平滑绒毛膜和内层的羊膜组成，胎膜的重要作用是维持羊膜腔的完整性，对胎儿起保护作用。胎膜在临产前发生破裂称为胎膜早破，即我们常说的"破水"。

（2）如何确定自己是否破水呢？又怎么区分羊水、尿液和阴道分泌物呢？

胎膜早破典型的表现是孕妇突感较多无色液体自阴道流出，不受控制，增加腹压时阴道流液增多，液体也可混有乳白色油状胎脂或黑绿色胎粪。而尿液流出多数为可控的，且流出液体有尿液气味。阴道分泌物量一般较少，不会持续流出。对于一些只有少量阴道流液，或者间断少量流液的孕妇很难自我判断，此时应尽早就医，结合妇科检查、pH 试纸法、胰岛素样生长因子结合蛋白 −1 及超声等检查明确诊断。

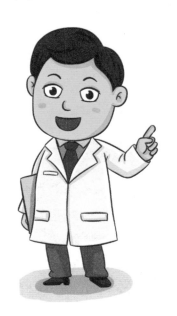

胎膜早破后该怎么办？

胎膜早破是分娩前常见的一种表现，破水后马上侧躺并抬高臀部，避免脐带脱垂及羊水过少，呼叫救护车护送至医院住院。至医院后由产科专业医师检查胎头是否入盆决定能否下床活动。头先露高浮的孕妇，仍须保持侧躺并臀部抬高姿势，待宫缩规律后检查宫口开大情况及胎头能否入盆，预防脐带脱垂及羊水过少；头先露入盆的孕妇，可下床活动，促进自然分娩，一般不会脐带脱垂，也不用担心羊水过少问题。对足月胎膜早破孕妇，入院后应用抗生素预防感染，如无阴道试产禁忌，仍无规律宫缩应着手引产，尽可能在破膜 24 小时内结束分娩。

赵先兰

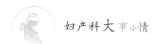

（二十三）
分娩期并发症

1. 什么是产钳？

当胎头已经在阴道口能看到时，由于种种原因，胎儿迟迟不能娩出，这时候医生会给家属谈话，建议使用产钳，帮助宝宝出生。产妇和家属可能都有疑惑，什么是产钳？会不会对宝宝有损伤？

下面我们就来谈谈产钳。

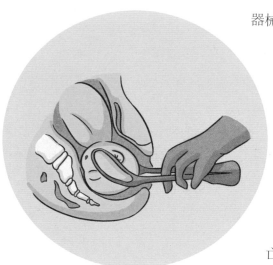

产钳是一种可用于辅助产妇分娩的器械。产钳助产是解决头位难产、缩短第二产程，尽早终止妊娠的重要手段之一。

产钳的历史可以追溯到很早，公元前即有描述和记载。当代产钳来源于钱伯伦家族（Chamberlen）。钱伯伦是一个法籍男性助产士家族。他们的祖先威廉在1569年从法国流亡到英国的南安普顿。威廉有许多儿子，其中 2 个都从事助产，都叫彼得。据说大彼得·钱伯伦看到分娩过程中，胎儿由于头部迟迟不能娩出而夭折，甚至有些产妇也因此丧生，就想制造一种工具改变这种悲剧。受到日常生活中人们用钳子取物的启发，彼得终于创制出了一种有孔的且与婴儿头形相合的弯曲状产钳。产钳外形像一把大的金属蛋糕夹，两叶的设计贴合胎儿的头部，把手用一个螺丝从中部连接，在分娩过程中牵拉胎头协助胎儿娩出。后来几个世纪经产科医生的努力探索和改进有了我们今天使用的产钳，它每个钳子分支的叶片用于抓住胎儿头部的弯曲部分，产钳能牢固地围绕胎儿头部，但不会过紧。叶片具有两条曲线，即胎头弯和骨盆弯。头部曲线的形状与胎儿头部相符，骨盆曲线的形状与产道相符，有助于引导耻骨下的牵引力。

由此可见产钳是解决头位难产的重要工具，你可能要问如果遇到难产，"此路不通，绕道行"，可以做剖宫产呀。确实在一些难产出现时，我们可以用剖宫产来解决。但是胎头已进入阴道内，我们在阴道口能够看到胎头的时候，如果胎头在短时间内不能娩出，会给胎儿大脑造成严重的损伤，我们需要在短时间内快速地将胎儿拿出来，剖宫产所需的时间相对过长，剖宫产时首先需要将胎头还纳到宫腔内，再娩出，这一过程可能会造成宫颈及周围组织的损伤，在胎头还纳的过程中还容易将阴道的病菌带入宫腔，增加感染机会。在这个阶段如果掌握好时机，使用产钳是最快、最安全的选择。

哪些情况适合使用产钳呢？

（1）胎儿窘迫：也就是俗话说的胎儿缺氧发生于第一产程末或第二产程。

（2）缩短第二产程：瘢痕子宫、妊娠合并心脏病、妊娠期高血压疾病等，不宜过度用力；第二产程出现胎盘早剥。

（3）第二产程延长：继发宫缩乏力等。

产钳告诉我们：看我的速度吧，在你需要我时，请不要拒绝我，我不会让你失望的。

2. 新生儿出生后发现头上一个大包怎么办？

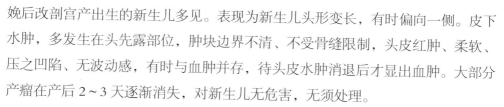

有一部分新生儿出生后头上有一个大包，常常引起新生儿家庭的恐慌，它们是什么？这些包最常见的是新生儿头皮水肿或血肿。

新生儿头皮水肿称产瘤，又称先锋头，是由于经产道分娩时新生儿头皮循环受压，血管通透性改变及淋巴回流受阻引起的皮下水肿，多发生在头先露部位，出生时即可发现。经阴道分娩或曾经阴道分娩后改剖宫产出生的新生儿多见。表现为新生儿头形变长，有时偏向一侧。皮下水肿，多发生在头先露部位，肿块边界不清、不受骨缝限制，头皮红肿、柔软、压之凹陷、无波动感，有时与血肿并存，待头皮水肿消退后才显出血肿。大部分产瘤在产后 2~3 天逐渐消失，对新生儿无危害，无须处理。

新生儿头皮血肿是常见产伤之一，多见于顺产分娩儿在胎头下降过程中受骨盆挤压、摩擦致骨膜下血管破裂，血液蓄积于颅骨与骨膜之间而引起的局部包块。好发于顶枕部，其次为额部与枕部。也可见于剖宫产儿。表现为：肿胀不超过骨缝；外观与皮肤颜色一致；肤温正常，有波动感；固定，不易移动；常在数小时至数天增大，2~3 天达高峰，此后逐渐减小；一般在 3~4 周内可自然吸收。一般无须特别治疗，如果合并感染或黄疸需到新生儿科就诊治疗。

当你第一眼看到宝宝的时候，发现头上有一个大包，只要孩子颜色好、精神好、哭声响亮，头皮无皮损。不要惊慌，静静地观察几天。

王瑜